东方 健康

膳食模式

Eastern Healthy
Diet Pattern

适合中国人体质的
自愈营养方案

主　编　秦立强　李 恒
副主编　孙桂菊　彭 景　沈秀华

中国轻工业出版社

图书在版编目（CIP）数据

东方健康膳食模式 / 秦立强，李恒主编. —北京：
中国轻工业出版社，2023.8
ISBN 978-7-5184-4459-5

Ⅰ. ①东… Ⅱ. ①秦… ②李… Ⅲ. ①膳食营养—基
本知识 Ⅳ. ①R151.4

中国国家版本馆 CIP 数据核字（2023）第 105973 号

责任编辑：付　佳

文字编辑：瀚　文　　　　　责任终审：劳国强　　整体设计：锋尚设计

策划编辑：付　佳　瀚　文　　责任校对：晋　洁　　责任监印：张京华

出版发行：中国轻工业出版社（北京东长安街6号，邮编：100740）

印　　刷：北京博海升彩色印刷有限公司

经　　销：各地新华书店

版　　次：2023年8月第1版第1次印刷

开　　本：710×1000　1/16　印张：10

字　　数：120千字

书　　号：ISBN 978-7-5184-4459-5　定价：49.80元

邮购电话：010-65241695

发行电话：010-85119835　传真：85113293

网　　址：http://www.chlip.com.cn

Email：club@chlip.com.cn

如发现图书残缺请与我社邮购联系调换

221132S2X101ZBW

| 主编 | 秦立强 | 苏州大学 |
| | 李 恒 | 苏州大学 |

副主编	孙桂菊	东南大学
	彭 景	扬州大学
	沈秀华	上海交通大学

编写人员	李新莉	苏州大学
	黄 芳	福建医科大学
	王 波	苏州市疾病预防控制中心
	韩淑芬	杭州师范大学
	陈婧司	苏州大学
	赖宏刚	扬州大学

| 秘书 | 陈婧司（兼） |

序一

民以食为天。自古以来，吃饭是老百姓的头等大事。随着社会和经济的发展，我国已基本进入"吃得好"的阶段，但人们的最终目标是"吃得健康"。而"吃得健康"远比吃饱、吃好需要更多的理论知识支持，并要考虑更多的社会、经济、文化因素。

我们需要从食物的种类、数量及其所占比例（膳食模式）的角度考虑一个国家、地区或个体的膳食，这样才能整体地评价饮食习惯对健康的影响。众所周知的地中海饮食已被列入人类非物质文化遗产名录，DASH饮食的健康效应也远超防治高血压的初衷，且得到了大量人群研究证据的支持。近年来，各种膳食模式更是层出不穷，轻断食、素食饮食、生酮饮食……但是，有没有一种适合我们中国人体质、饮食习惯的健康膳食模式呢？

一方水土养一方人，一个人的饮食模式取决于地域、经济条件、文化习俗和个人习惯等。我国的营养工作者已经做了大量的探索性工作，集中体现在不断改版完善的《中国居民膳食指南》和《中国居民平衡膳食宝塔》。研究发现，江苏、浙江、上海、福建和广东等东南沿海地区的居民膳食营养状况相对较好，特点有食物多样、烹饪清淡少油，尤其以丰富的蔬果、海产品、奶类和豆类为主要特征。因此《中国居民膳食指南（2022）》将这类膳食模式定义为"东方健康膳食模式"。

为了让更多的人了解"东方健康膳食模式"并能在厨房里一展身手，我们编写了这本书，希望能给大家带来更健康的生活方式。

主编　秦立强

序二

中国有着悠久的饮食文化历史和独特的饮食习惯，传承了五千年的中国饮食结构体现了人们对营养均衡和五味调和的重视，同时也承载了中国饮食文化的历史传承和演变。随着生活水平的不断提高，人们在饮食上对食品质量和健康营养的要求也越来越高。在这样的背景下，这本书得以诞生。

相较于以地中海饮食为代表的西方饮食结构，中国人通常采取"主食荤素汤"的搭配方式。这种饮食结构以米、面、粗粮为主，同时搭配丰富的蔬果、禽畜奶蛋、海产品、坚果等富含营养的食物。这一饮食结构集合了中国饮食文化特色和地域特点，也为"东方健康膳食模式"建立了基础。

为了便于读者更好地了解"东方健康膳食模式"并掌握科学的膳食结构，我们邀请了苏州大学、东南大学、扬州大学、上海交通大学、杭州师范大学、福建医科大学和苏州市疾病预防控制中心的专家和教授们合力编撰这本书，带领读者探秘"东方健康膳食模式"的发源地，并用通俗易懂的文字介绍我国东南沿海地区——江苏、浙江、上海、福建和广东的当地膳食模式。

江浙沪闽粤独特的饮食文化和丰富多样的味觉体验，使其成为人们心目中的美食宝库。本书将带你走进这些城市有市井烟火气的菜市场，看看特色食材及美食，了解当地的饮食特点，还有简单、易上手的一周菜谱，可以跟着一起做。希望在这本书的指导下，读者可以践行"东方健康膳食模式"，更健康地生活，更好地享受健康美食带来的乐趣。

在此，特别感谢苏州大学的周宇轩、陈国崇和栾文雪、苏州大学附属第一医院的杨晶、上海交通大学的陆欣童、杭州师范大学的陈靓婧、福建医科大学的黄庆柱和李博等人的帮助和支持。

主编 李 恒

目录

一 / 你不知道的「东方健康膳食模式」

二／
感受不一样的市井烟火气，
领略同样的『东方健康膳食模式』

三
／

跟着做『东方健康膳食模式』，
一周食谱

四 / 那些关于『健康饮食』的是是非非

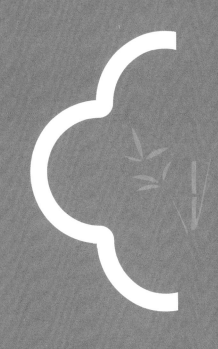

你不知道的『东方健康膳食模式』

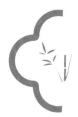

身体发出的求救信号，你收到了吗

导语

> 世界卫生组织提出"健康不仅是躯体没有疾病，还要具备心理健康、社会适应良好和道德健康"。

当我们年轻时，年富力强、精力旺盛、思维活跃，往往感觉不到身体的变化，也不会停下来想想"健康"二字。但是，随着年龄的增长，我们的身体正在悄悄地发生变化，一步步滑入"亚健康"状态。不妨回忆一下，最近你是否偶尔感到食欲不振、容易疲倦、腰酸背痛、睡眠质量差、情绪低落、记忆力减退。这些经常被抱怨的"小毛病"，恰恰是身体发出的又常常被我们忽略的"求救信号"。

随着生活方式的变化，我国超重、肥胖率持续走高，《中国居民营养与慢性病状况报告（2020年）》显示，18岁及以上居民超重率和肥胖率分别为34.3%

和16.4%，儿童、青少年的超重肥胖也不容忽视。显而易见，超重、肥胖也是身体向我们发出的"求救信号"，如果置之不理，发生各种慢性病的概率将大大增加。当我们拿着体检单，超过正常值的血压、血糖、血脂是否引起了你的注意？这些偏高的指标无时无刻不在提醒你：要善待自己的身体了！

每个人都是自己健康的第一责任人。守护健康，合理膳食是基础，不合理的膳食或者不安全的食物是健康的"头号敌人"。我们是生活在社会中的个体，食物的选择受环境、经济、可及性、社交甚至心情等各方面因素影响。我们摄取的是营养素，但吃的是食物，是一种"膳食模式"。时下各种膳食模式层出不穷，比如地中海饮食、生酮饮食，每种膳食模式都有拥趸者，也一定会招来反对者。无论是哪种膳食模式，首先要考虑其依从性，也就是说我们能做得到吗？

我国的营养学专家经过不懈努力找到了适合中国人体质的自愈营养方案。在介绍膳食模式之前，让我们聊聊每天吃进去的食物。

被你吃进去的食物吗
你真的了解那些

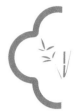

◆ 不同食物营养功效大比拼

食物是维持人类生存的物质基础，食物可以为我们提供能量，以及生存所需的营养素（即蛋白质、脂类、碳水化合物、矿物质、维生素和水）和其他有益成分（如大豆异黄酮、花青素、儿茶素、番茄红素、白藜芦醇等）。吃饱穿暖是人的基本需求，在饮食多样化的今天，人们不仅满足于"吃饱"，"吃什么""怎样吃"已成为许多人关注的问题。

随着经济的发展，食品加工技术的进步，食物的种类越来越丰富，而每一种食物都有自己独特的营养构成。如果不了解食物的特点和营养价值，当你走进菜市场或者超市，面对五颜六色、种类繁多的食物，你也许会纠结该选什么，怎么选！

根据食物的性质和来源，可以将食物分为两类：植物性食物和动物性食物。《中国居民膳食指南（2022）》中将食物分为以下五大类[1]。

谷薯类	包括谷类、薯类（土豆、红薯、山药、木薯等）及杂豆类（豌豆、蚕豆、红豆、绿豆、芸豆等），主要提供碳水化合物、蛋白质、膳食纤维、矿物质和B族维生素。
蔬果类	主要提供膳食纤维、矿物质、维生素和植物化学物。
动物性食物	包括畜、禽、鱼、奶和蛋等，主要提供蛋白质、脂肪、矿物质、维生素A、维生素D和B族维生素。
大豆类和坚果类	大豆类（黄豆、青豆、黑豆）和坚果类（花生、葵花子、核桃仁、开心果等）主要提供蛋白质、脂肪、膳食纤维、矿物质、维生素E和B族维生素。
纯能量食物	包括植物油、动物脂肪、糖和酒类，主要提供能量。

不同食物的营养成分存在较大差异，没有一种食物可以满足人体对所有营养素的需要。同时，食物的生产、加工、烹饪也会影响其中营养素的含量，从而改变食物的营养价值。因此，了解不同食物的营养构成特点，并且坚持食物多样、合理搭配、科学烹调是满足人体营养需求的关键，下面简要介绍下不同食物的营养功效。

食物的营养价值

食物是我们获取营养素的来源，因此，食物所提供的营养素种类越多，含量越丰富，越能满足人体需求，其营养价值也越高。对于同一类食物，食物的品种、食用的部位、产地和成熟程度都会影响食物中营养素的种类和含量，所以食物的营养价值是个相对概念。

　　除了部分可以生食的蔬果外，食物在烹调加工过程中可能会导致某些营养素的损失，从而降低食物的营养价值；同时，食物的烹调加工也可以去除某些食物中存在的抗营养因子，如蔬菜、谷物中的草酸、植酸等。因此，应针对具体的食物选择合适的烹饪方法，尽可能减少食物中营养素的损失和破坏。

﹚ 不同食物的营养特点

谷类、薯类和杂豆类食物

• 谷类

　　谷类常见的有小麦、大米、玉米、小米及高粱等。

碳水 化合物 >	谷类的碳水化合物含量高且主要是淀粉，通常作为主食提供大部分膳食能量；除淀粉外，谷类的膳食纤维也较为丰富，可以刺激肠道蠕动、调节肠道菌群，有助于食物消化并增加排便量，对于控制餐后血糖和体重有益。
蛋白质 >	谷类的蛋白质含量不高，而且含有限制性氨基酸——赖氨酸，所以谷类的蛋白质属于非优质蛋白质。但是，由于我们每日谷类摄入量较高，而且可以通过与鱼、肉、蛋等多种食物实现蛋白质互补，提高蛋白质的营养价值，谷类仍是人体补充蛋白质的主要来源。
脂类 >	谷类的脂肪含量普遍较少，如大米和小麦为1%左右，玉米和小米可达到4%。谷类的脂肪主要存在于糊粉层及胚芽中，因此，在谷类加工时

易损失，精加工的谷类脂肪含量往往较低。在食品加工中常从其副产品中提取对人体健康有利的油脂，如从米糠中提取米糠油，从小麦胚芽和玉米中提取胚芽油，这些油脂中不饱和脂肪酸含量高达80%（其中亚油酸占50%以上），不饱和脂肪酸可明显降低血清胆固醇，有助于预防动脉粥样硬化。

维生素 〉 谷类，尤其是谷皮和糊粉层中含有丰富的B族维生素，尤其是维生素B_1，充分摄入有助于预防脚气病；玉米、小米等黄色谷物中含有较多β–胡萝卜素；而维生素E作为一种脂溶性维生素，存在于含脂类较多的胚芽和玉米中。谷类食物中不含维生素D和维生素C。随着谷皮、糊粉层和胚芽的除去，谷类的加工程度越精细，营养成分流失也越严重，这也是提倡增加全谷物摄入的重要原因之一。

矿物质 〉 谷类中的矿物质主要分布于谷皮和糊粉层中的磷和钙，但由于其主要以植酸盐形式存在，消化吸收较差。

• 薯类

土豆、红薯等薯类淀粉含量比谷类低，但蛋白质含量和质量及维生素含量都要优于谷类，并且含有较丰富的维生素C。值得一提的是，薯类富含各种植物化学物，如土豆中的绿原酸，山药中的山药多糖等。

• 杂豆类

杂豆类主要有红豆、绿豆、豌豆、鹰嘴豆等。杂豆类营养素的含量和谷类非常相似，淀粉形式的碳水化合物含量比较丰富；蛋白质含量比大豆低，但氨基酸组成与大豆相似，与谷类食物搭配食用，可以起到蛋白质互补作用；脂肪含量极少。

蔬果类

蔬菜和水果的种类繁多，二者的共同特点是：水分多，蛋白质和脂肪含量低，维生素、矿物质及膳食纤维十分丰富。

- **蔬菜**

蔬菜分为叶菜类、根茎类、瓜茄类、鲜豆类、花芽类和菌藻类等，不同种类蔬菜的营养素含量差异较大。

碳水化合物	>	不同蔬菜的碳水化合物含量差异较大，一般含量较低且主要以膳食纤维为主，叶菜类和根茎类中富含的膳食纤维最丰富，但莲藕、南瓜、胡萝卜等淀粉含量也较高。
蛋白质和脂类	>	大部分蔬菜的蛋白质和脂肪含量很低，但菌藻类的蛋白质含量较高，有的可达20%以上。
维生素	>	蔬菜是维生素C、胡萝卜素的主要膳食来源，在防治坏血病、促进钙吸收、保持视力、防治干眼病及夜盲症方面发挥重要作用。另外，深色蔬菜的营养价值往往更高，因此建议日常摄入的深色蔬菜占蔬菜总量的一半，做到餐餐有蔬菜，保证每天摄入不少于300克的新鲜蔬菜。
矿物质	>	蔬菜含有丰富的钾、钙、镁、铁、磷等矿物质，但要注意的是，蔬菜中的草酸会影响人体对矿物质的吸收，因此提倡在烹调菠菜、苋菜、竹笋等含草酸多的蔬菜前，先做焯水处理。
植物化学物	>	蔬菜是植物化学物的主要来源，如根茎类蔬菜中类胡萝卜素、硫代葡萄糖苷比较丰富；白菜类、甘蓝类、芥菜类含有芥子油苷；葱蒜等有刺激性味道的蔬菜中，硫化物很丰富；番茄含有丰富的番茄红素和 β-胡萝卜素，辣椒中含有丰富的辣椒素，茄子中含有黄酮类物质；水生蔬菜中含有萜类和黄酮类物质；菌藻类含有丰富的多糖。

蔬菜中也含有一些抗营养因子，如皂苷、蛋白酶抑制剂、草酸、茄碱等，经过烹调加工基本可以去除。与大豆制品不同，传统的酱腌菜、菜干等蔬菜制品中的维生素C、叶酸等维生素在加工过程中损失严重。因此，为最大程度保留蔬菜中的营养物质，蔬菜最好即买即食，烹调时遵循"先洗后切、开汤下菜、急火快炒、炒好即食"的原则。

• 水果

水果按照果实的特征可以分为仁果类、核果类、浆果类、柑橘类和瓜果类等，新鲜水果的营养价值和新鲜蔬菜相似，但水果较蔬菜含有更多的碳水化合物，以果糖、葡萄糖、蔗糖为主，并且随着水果的成熟，糖类含量上升，甜味也会随之增加；水果中含有丰富的膳食纤维，主要包括纤维素、半纤维素和果胶，其中果胶是影响水果口感的重要物质。

水果同样含有丰富的矿物质和维生素，水果富含维生素C这点已经广为人知，但实际上部分蔬菜中维生素C的含量比大多数水果还高，比如柿子椒、香菜、苜蓿等的维生素C含量要高于"水果之王"——猕猴桃，西蓝花、芥菜、豌豆苗、韭菜等的维生素C含量则高于柠檬。

水果中也含有多种植物化学物，如花青素、番茄红素、黄酮类、多酚类化合物等。同时，水果中含有的有机酸和芳香物质赋予了不同水果的特异性气味和味道。柑橘类水果中主要是柠檬酸，仁果类和核果类主要是苹果酸，而葡萄中的有机酸主要是酒石酸。有机酸可以降低pH值，对维生素C有保护作用。酸味可以刺激消化液分泌，有助于消化。

畜禽类和水产品

畜禽类食物是人类饮食中非常重要的一类。常见的畜肉有猪、牛、羊肉等，禽肉有鸡、鸭、鹅肉等。水产品主要包括鱼、虾、蟹和贝类。

碳水化合物 >	动物体内的碳水化合物很少，主要是糖原。动物宰杀后，由于糖酵解作用，糖原含量下降，乳酸相应增高，pH值逐渐变低。
蛋白质 >	畜禽类的蛋白质含量一般在10%～20%，属于完全蛋白质，其氨基酸组成接近人体组织蛋白所需的模式，消化率很高，是膳食中优质蛋白质的重要来源。水产品的蛋白质含量为15%～22%，属于优质蛋白质，比畜禽类更易消化，色氨酸含量普遍较低。肉类结缔组织中主要是胶原蛋白和弹性蛋白，鱼类结缔组织中主要是胶原蛋白和黏蛋白。胶原蛋白生物学价值很低，为不完全蛋白质。
脂类 >	畜禽类脂肪含量为15%左右。畜肉中以猪肉脂肪含量最高，其次是羊肉，牛肉脂肪含量较低；禽类中鸭肉和鹅肉的脂肪含量较高，鸡肉次之。畜肉脂肪组成多以饱和脂肪酸为主，禽肉脂肪组成以油酸为主，其次为亚油酸、棕榈酸。畜类瘦肉的胆固醇约为70毫克/100克，肥肉为瘦肉的2～3倍，内脏为瘦肉的4～5倍，脑中含量最高，为2000～3000毫克/100克。水产品脂肪含量为1%～10%，主要由多不饱和脂肪酸组成，消化吸收率为95%左右。海鱼中不饱和脂肪酸可高达80%，鱼油在防治动脉粥样硬化和冠心病上有一定效果。鱼类的胆固醇含量一般在100毫克/100克左右，虾的胆固醇含量为154～220毫克/100克，螃蟹的胆固醇含量为235毫克/100克。
维生素 >	瘦畜肉和内脏含B族维生素比较多，特别是肝脏，是多种维生素的丰富来源，如维生素A、维生素B_1、维生素B_2和烟酸。水产品也含有一定数量的维生素A、维生素D、维生素E、维生素B_1、维生素B_2和烟酸。但是由于一些海鱼中存在硫胺素酶，维生素B_1含量往往较低。海鱼的肝脏含有极丰富的维生素A和维生素D。
矿物质 >	畜禽类矿物质含量在0.8%～1.2%，含有铁、磷、钾、钠、镁等多种矿物质，其中磷含量丰富，钙含量较少。内脏的矿物质含量高于瘦肉，瘦肉的矿物质含量高于肥肉。动物的肝脏、肾脏含铁较丰富，且利用率高。水产品的矿物质含量一般比肉类高，为1%～2%，硒、锌和碘的含量较高，其次为钙、钠、钾等。

奶及奶制品

奶及奶制品类主要包括液态奶、奶粉、酸奶及奶酪等。目前，人们食用最多的是牛奶及酸奶，也是我们主要的讨论对象。奶及奶制品富含蛋白质、脂肪、维生素和矿物质，是一类营养素齐全、易消化吸收的食物。

碳水 化合物	>	奶类中碳水化合物主要为乳糖，其具有调节胃酸，促进肠道蠕动、菌群繁殖及钙吸收的作用，但对于乳糖不耐受的人群来讲，则会引起腹痛、腹胀、腹泻等胃肠道不耐受症状。
蛋白质	>	奶类中蛋白质含量比较恒定，约3%，包括酪蛋白、乳清蛋白，还有少量其他蛋白质。牛奶蛋白质消化吸收率高，属于优质蛋白质。
脂类	>	奶类中脂肪含量一般在2.8%～4.0%，主要为甘油三酯，且含有少量的胆固醇、磷脂和游离脂肪酸等物质。
维生素	>	牛奶含有几乎人体所需的各种维生素，尤其是谷类食物中缺乏的维生素B_2，但其维生素含量常受到饲养方式、季节、加工方式等因素的影响，如放牧期生产的牛奶中的维生素A、维生素D和维生素C含量较冬春季在棚内饲养时的多。牛奶中维生素D含量较低，但夏季日照多时，其含量有所增加。
矿物质	>	奶类含有丰富的矿物质，特别是钙、磷、钾，比如牛奶中的钙含量高达107毫克/100毫升，且吸收率高，因此是钙的良好食物来源。但奶类含铁含量很低，应注意铁的补充。

因加工工艺不同，奶制品营养素含量存在很大差异。巴氏杀菌乳、灭菌乳和调制乳作为目前我国主要的液态奶，除维生素B_1和维生素C有所损失外，营养价值与鲜奶差别不大；发酵乳经乳酸菌发酵后，蛋白质更容易消化吸收，其

中的益生菌还可调节肠道菌群稳态，尤其适合乳糖不耐受人群；而炼乳、奶粉、奶酪、奶油等在加工过程中添加了糖、食品添加剂或营养强化剂等多种物质，与鲜奶的营养素含量差异较大。

蛋类

蛋类主要包括鸡蛋、鸭蛋、鹌鹑蛋等，目前食用最普遍的是鸡蛋。蛋类营养素含量丰富，营养价值较高。

蛋白质 〉	蛋类的蛋白质含量较高，鸡蛋的蛋白质含量为13%，必需氨基酸组成与人体接近，蛋白质生物学价值高，属于优质蛋白质，常被作为参考蛋白。
脂类 〉	蛋类中大部分的脂肪集于蛋黄，主要包括甘油三酯、磷脂和固醇。研究表明，适量摄入全蛋并不会明显影响血清胆固醇水平以及心血管疾病的发病风险[2]；相反，蛋黄作为磷脂的良好食物来源，其中的卵磷脂还具有降低血胆固醇的作用，并能促进脂溶性维生素的吸收。
维生素 〉	蛋类维生素含量丰富，且种类齐全，如维生素A、B族维生素、维生素D、维生素E和维生素K等。蛋类所含维生素C极少，建议通过食物搭配以促进营养互补。
矿物质 〉	蛋类富含磷、钙、铁、锌、硒等矿物质。不同于畜禽肉中的铁，蛋黄中虽然铁含量较高，但难以被人体吸收利用，所以蛋黄并不是铁的良好来源。

豆类

俗话说"宁可一日无肉，不可一日无豆"，豆类在我们日常饮食中扮演着不可或缺的角色。豆类种类繁多，营养丰富。大豆按种皮的颜色可分为黄豆、黑豆、青豆，是优质蛋白质的主要来源。

碳水化合物 〉	大豆的碳水化合物含量为30%～37%，其中一半为阿拉伯糖、半乳糖、蔗糖，另一半多不能被人体消化吸收，如棉子糖和水苏糖，这些糖容易引起腹胀。
蛋白质 〉	大豆的蛋白质含量高达22%～37%，富含人体需要的8种必需氨基酸，其中赖氨酸含量较多，蛋氨酸和色氨酸含量较低，而一些谷物中含硫氨基酸含量高，因此在食用豆类的同时可以适当搭配谷物，以起到蛋白质互补的作用，提高食物的营养价值。
脂类 〉	大豆的脂肪含量为15%～20%，其中不饱和脂肪酸约占85%，亚油酸和磷脂含量较高。
维生素和矿物质 〉	大豆富含维生素B$_1$、维生素B$_2$、维生素E等多种维生素，大豆含有的钙、钾等矿物质较谷类易吸收，是钙的良好膳食来源。

此外，大豆中含有植物雌激素——大豆异黄酮，其在抗癌、抗氧化、预防骨质疏松症和心血管疾病等方面有着突出作用[3]。大豆固醇的摄入能够阻碍胆固醇的吸收，抑制血清胆固醇上升，具有降血脂作用，能预防高血压、冠心病等心血管疾病。大豆卵磷脂有促进肝脂肪代谢、预防脂肪肝的作用。

大豆中还含有一些抗营养因子，如植酸、蛋白酶抑制剂、植物凝集素等，这些抗营养因子大多可通过加热、煮熟的方法去除。

相比之下，豆腐、豆腐干、豆浆、腐乳等大豆制品，由于其在加工过程中，去除了一些抗营养因子，消化吸收率得到提高，维生素含量也有所增加，提高了营养价值。

◆ 食物"红黑榜"

大自然馈赠人类丰富多彩的食物，每一类食物的营养构成都是独特的。食物中含有营养素的种类多少、数量是否充足都是评价食物"好"与"坏"，即食物营养价值的标准。食物中营养素种类多，数量足，易消化、吸收和利用，满足人体营养素需要的程度越高，食物的营养价值就越高。同时，为了防止营养素缺乏或过量，专家们制定了不同劳动强度成年人每日能量和营养素的推荐摄入量，因此，摄入的食物所提供的营养素和能量与每日推荐摄入量越匹配，食物的营养价值也就越高。

我们每天食用各种各样的食物，就是为了从食物中获取营养素和能量，满足人体需求。食物中营养素满足人体需要的程度常以"营养素密度"评估，同样，食物能满足人体对能量需要的程度常以"能量密度"评估，满足的程度越高，即营养素密度、能量密度越高。

当把"营养素密度"与"能量密度"进行对比，就可以进一步评价和判断食物满足营养素需要和能量需要程度的差异，这个指标就是"营养质量指数"。

- 如果食物满足营养素需要的能力与满足能量需要的能力相当，那营养质量指数为1。
- 如果营养质量指数大于1，说明食物满足营养素需要的能力高于满足能量需要的能力。
- 如果营养质量指数小于1，则说明食物满足营养素需要的能力低于满足能量需要的能力。

通常认为，食物的营养质量指数≥1，其营养价值高；如果营养质量指数<1，说明该食物主要以提供能量为主，长期摄入此类食物可能发生能量过剩或营养素摄入不足。所以，营养质量指数≥1的食物就是"红榜食物"，而营养质量指数<1的食物就是"黑榜食物"。

除了一些可以直接食用的食物，很多食物都需要进一步烹饪加工，这赋予了每种食物"舌尖上的风味"，但不恰当的烹饪加工会影响食物本身的营养价值，摇身一变成为健康的"宿敌"。既能满足人体对营养素的需求，又能享受食物带来的美味是一举两得的美事，因此，我们以满足营养素摄入为前提，根据不同的烹调加工方式，汇总为如下的食物"红黑榜"。

不同烹饪加工方式下的食物"红黑榜"

营养素种类		红榜食物	黑榜食物
碳水化合物	淀粉	① 全谷物：全麦、糙米、燕麦片、玉米、小米、高粱米、薏米等 ② 薯类：土豆、山药、红薯、紫薯、芋头 ③ 杂豆：红豆、绿豆、豌豆、芸豆 ④ 加工制品：杂粮粥、八宝粥、二米饭、荞麦面、全麦面等 ⑤ 蔬菜：莲藕、荸荠、南瓜、胡萝卜等淀粉类蔬菜	① 油炸制品：炸油饼、油条、爆米花、炸薯条、薯片等 ② 高油高糖类精加工谷物：面包、饼干、桃酥、萨其马等
	膳食纤维	除上述列举的五类食物外，还有新鲜花茎叶类蔬菜、水果	① 精制谷物：高级小麦粉、精米等 ② 纯淀粉制品：凉皮、粉皮、粉条等 ③ 无渣蔬果汁
脂类	动物油脂	三文鱼、沙丁鱼等深海鱼	高脂类：畜类肥肉及鸡皮、鸭皮、骨髓、脑花等

营养素种类		红榜食物	黑榜食物
脂类	植物油脂	大豆油、玉米胚芽油、橄榄油、菜籽油等	氢化植物奶油（反式脂肪酸）、反复煎炸用油
蛋白质	动物性食物	鸡蛋、牛奶、虾仁、海鱼、鸡肉、鸭肉、牛瘦肉、猪瘦肉、羊瘦肉	① 高脂类：猪脑、大肠、肥肉、骨髓等 ② 重油重盐食品：火腿、烤肉串、炸鸡、肉罐头、小酥鱼等 ③ 盐腌制类：咸鱼干、猪肉脯、咸鸭蛋等 ④ 乳饮料：花生奶、果味奶等
	植物性食物	大豆及豆腐、豆浆、腐竹等大豆制品	
维生素	维生素C	刺梨、酸枣、猕猴桃、柑橘、柿子椒、西蓝花、油菜等新鲜深色蔬果	① 酱腌菜：辣白菜、咸菜等 ② 糖渍类蔬果：糖冬瓜、杏仁果脯、水果罐头等 ③ 油炸类：油炸蔬菜干、水果干、油炸坚果等
	B族维生素	在食物中分布广泛，特别是全谷物、杂豆类、蛋类、禽畜瘦肉及柑橘类水果	
	维生素A及类胡萝卜素	① 动物肝脏、鱼肝油、鱼卵、全脂奶、鸡蛋等 ② 西蓝花、菠菜、胡萝卜、红薯、辣椒、芒果等深色蔬果	
	维生素D	海鱼、动物肝脏、蛋黄、鱼肝油等	① 酱腌菜：辣白菜、咸菜等 ② 糖渍类蔬果：糖冬瓜、杏仁果脯、水果罐头等 ③ 油炸类：油炸蔬菜干、水果干、油炸坚果等
	维生素E	大豆油、麦胚、坚果、豆类等	
	维生素K	苋菜叶、菠菜、甘蓝、香菜等深色蔬菜	

营养素种类		红榜食物	黑榜食物
矿物质	钙	虾皮、芝麻酱、奶及奶制品、豆腐、木耳、海带、紫菜等	① 大骨汤、骨髓 ② 炸花生米、油炸琥珀核仁、蟹黄味瓜子仁等调味坚果 ③ 即食海带丝、捞汁小海鲜等腌制食品
	铁	猪肉、鸭血、木耳、紫菜、芝麻酱、蘑菇、蛏子等	
	其他	坚果、贝壳类海产品、蛋黄、动物内脏、谷类胚芽	

你应该了解的『网红膳食模式』

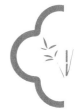

　　膳食模式（Dietary Pattern）也称膳食结构，是指膳食中各食物的品种、数量及其比例和消费的频率。膳食模式的形成是一个长期的过程，受一个国家或地区的人口、农业生产、食物流通、食品加工、消费水平、饮食习惯、文化传统、科学知识等多种因素的影响。所以，不同国家和地区居民的膳食模式不同，而不同的膳食模式对健康的影响也不同。

◆ 地中海饮食

　　地中海饮食（Mediterranean Diet），泛指希腊、西班牙、法国和意大利南部等处于地中海沿岸的南欧各国以蔬菜水果、鱼类、五谷杂粮、豆类和橄榄油为主的饮食风格。

- 1993年，哈佛大学公共卫生学院及世界卫生组织等机构联合公布了一套"地中海饮食金字塔"，正式框定了地中海饮食的内容。
- 2013年，联合国教科文组织（UNESCO）将地中海饮食列入人类非物质文化遗产名录[4]。
- 2023年，《美国新闻与世界报道》发布的最佳饮食总体榜单，地中海饮食连续四年位居榜首[5]。

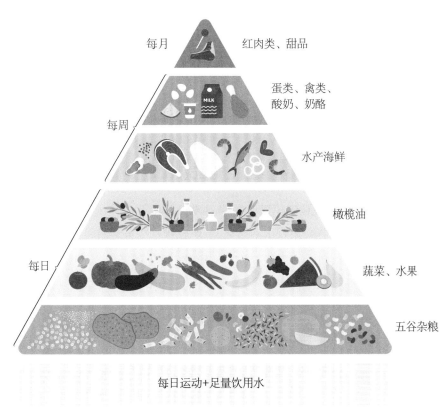

每月 —— 红肉类、甜品

蛋类、禽类、酸奶、奶酪

每周 ——

水产海鲜

橄榄油

每日 ——

蔬菜、水果

五谷杂粮

每日运动+足量饮用水

地中海饮食金字塔

- 特点

蔬果、 五谷杂粮	>	地中海饮食的一大标志就是丰富的植物性食物。地中海沿岸各个国家饮食结构虽有不同，但从不缺少蔬果，尤其是番茄、洋葱。五谷杂粮包括小麦、大麦、燕麦、大米、稞麦、玉米等。而且地中海饮食的加工烹饪方式十分简单，蔬菜的烹饪方式以沙拉为主，其实就是我们日常吃的凉拌菜。
橄榄油	>	地中海当地居民普遍有生吃橄榄的习惯，并用橄榄油作为食用油来烹饪、烘烤食物。橄榄油味道有点辛辣，富含单不饱和脂肪酸。
坚果、豆类	>	它们丰富了地中海菜肴的口感，其中豆类富含蛋白质、不饱和脂肪酸及植物化学物，在饮食中可以部分替代动物性食物。
香料	>	添加大量多样的香料是地中海美食的一大特色。香料是天然的抗氧化剂，富含植物化学物，香料还可以改善食物的色、香、味，减少烹饪中油、盐的用量。
酸奶、奶酪	>	少量、适量吃些酸奶或奶酪也是地中海膳食的一个特点。奶酪是一种营养丰富的发酵奶制品，富含各种营养素，还是活性肽的良好来源。
海鲜	>	地中海海域盛产沙丁鱼、金枪鱼、鲱鱼、三文鱼等，海产品含有丰富的多不饱和脂肪酸，尤其是ω-3脂肪酸。
红酒	>	地中海地区阳光充足、降雨较少，这赋予了红酒更饱满的酒体、更成熟的单宁。进餐时佐以适量红酒是地中海饮食的另一个特点，男性每天不超过2杯，女性不超过1杯。咖啡和茶也是允许的，但不加糖。

- 适合人群

　　地中海饮食是受到世界认可的饮食方式，也是值得推荐的健康饮食，原则上适合所有健康人群。但是大部分国人并不习惯正宗的地中海饮食。其实只要坚持多吃蔬菜水果、全谷杂粮，控制红肉和加工肉制品的摄入，适量摄入蛋奶鱼类，也是符合地中海地区的健康饮食。

- 地中海饮食和疾病的关系

　　在坚持锻炼的基础上进行地中海饮食，确实有益健康。长期进行地中海饮食能显著降低心血管疾病及糖尿病等慢性病的发病风险；地中海饮食还能保护大脑免受损伤，减缓阿尔茨海默病等疾病的发生与发展[6]。

◆　DASH饮食

　　关于DASH饮食，可能很多人感到陌生，其实DASH是Dietary Approaches to Stop Hypertension的英文缩写，字面意思是"停止高血压的饮食法"，一般译为"得舒饮食"。1995年，哈佛大学、约翰·霍普金斯大学及杜克大学等共同开展高血压防治计划（DASH），受到了高度关注。1997年，科学家首次发现8周DASH饮食干预使高血压患者的收缩压和舒张压分别降低了11.4mmHg和5.5mmHg[7]。当年《美国预防、检测、评估与治疗高血压全国联合委员会第六次报告》就推荐使用DASH饮食防治高血压，经过临床验证，DASH饮食在美国已被纳入高血压教育计划手册。国内外大量研究也证实DASH饮食可以有效地改善高血压患者的血压情况，且干预时间越长，血压控制越显著。DASH饮食营养均衡、安全、依从性好，在近几年《美国新闻与世界报道》的最佳饮食总榜单中，一直紧随地中海饮食位列第二名。

- 特点

DASH饮食鼓励摄入足够的全谷物、蔬果、低脂（或脱脂）奶，并且限制含糖饮料、红肉及加工肉制品、酒精和食盐的摄入，具有高钾、高镁、高钙、高膳食纤维、低饱和脂肪酸、低钠的特点。目前比较公认的DASH饮食模式如下。

① **全谷物**：6～8份/天，250～400克/天。

② **蔬菜**：4～5份/天，300～500克/天。

③ **水果**：4～5份/天，200～350克/天。

④ **低脂或脱脂奶制品**：2～3份/天，200～300克/天。

⑤ **坚果**：4～5份/周，100～125克/周。

⑥ **瘦肉、禽肉、鱼肉**：少于6份/天，少于170克/天。

⑦ **甜食**：少于5份/周，少于100克/周。

⑧ **油脂**：2～3份/天，20～30克/天。

⑨ 标准DASH饮食每日的钠摄入量限制在2300毫克，钠摄入量较低的DASH饮食将每日钠摄入量限制为1500毫克。

不同于在传统膳食基础上总结得出的地中海饮食，DASH饮食是由一项大型高血压防治计划发展出来的饮食。DASH饮食更注重全谷物的摄入，可保证身体获取足够的矿物质；奶制品更强调低脂和脱脂，减少饮食中饱和脂肪酸的比例。DASH饮食限制饮酒，未提及红酒。

简单介绍一下DASH饮食评分，包括8项，分别赋予1～5分。较高的全谷物、蔬果、坚果和豆类、低脂奶制品摄入量给予高评分；较高的含糖饮料、红肉及加工肉制品、食盐摄入量则给予低评分。因此，评分越高越符合DASH饮食。

- 适合人群

　　除了对高血压有益外，DASH饮食也是一个适用于大众的均衡饮食模式，原则上适合所有健康人群。和地中海饮食一样，DASH饮食虽然有了个非常中国化的名字（得舒饮食），但是其本土化仍是一个值得研究的问题。

- DASH饮食和疾病的关系

　　DASH饮食为高血压量身定制，毫无疑问，其是防治高血压的饮食疗法。高血压患者更容易罹患心脏病、心力衰竭及脑卒中等心血管疾病，因此DASH饮食为心血管疾病提供了很好的保护作用。除此之外，肥胖、2型糖尿病、血脂异常同样能从DASH饮食中获益。

◆ 轻断食

　　风靡一时的"轻断食"是由英国医学博士麦克尔·莫斯利发起的一种新的减肥方法[8]，其理论是通过断食行为让人体内的细胞在缺乏营养和能量供给应对时，通过降解自身非必要成分来供给能量和营养。轻断食主要改变的是进食频率，因此又称为"间歇性断食"。目前，有5个主要类型的轻断食方法。

5：2
轻断食法 ＞ 指一周中有5天正常进食，其他不连续的2天为断食日，每天摄入能量降至平时的25%～30%（女性全天500千卡；男性全天600千卡）。轻断食日在营养素选择上有一定的讲究，如挑选血糖生成指数（即GI）低的食物作为碳水化合物来源；选择优质蛋白质，以豆制品代替动物肉类；选用低脂食物，减少烹调用油。轻断食日应减少食盐摄入，采用低盐的烹调方式，如用酸味代替咸味等方法。同时可适量食用富含钙、镁、维生素的食物。

16：8 轻断食法	>	指在一天中的16小时内不吃东西，其余8小时正常进食。比如在早上9点和晚上6点之间进餐。
12：12 轻断食法	>	这是一种面向广大初学者的轻断食方法，即每日禁食12小时。最简单的实践方法是禁食时间中包括睡眠时间，如在晚上7点以前吃晚餐，早上7点之后吃早餐，就做到了12小时的轻断食。
蔬果汁 轻断食法	>	指一个月内选择间断的2～5天进行轻断食，根据个人身体可接受情况，在断食期间（不连续）只能喝白开水、蔬菜汤和蔬果汁，每天能量摄入尽可能控制在300～500千卡。
隔日 轻断食法	>	这是一种更严格的轻断食法，指每隔一天禁食1次，且在禁食日中不吃任何固体食物，每天摄入能量降至平时的25%～30%。长期保持隔日轻断食比较困难。

• **特点**

　　轻断食最重要的一个字就是"轻"，保持低能量下的营养均衡，不用每天饿肚子，不需要遵守复杂的食物规矩，做法有弹性，容易执行。要注意的是，轻断食不是节食，更不是辟谷，仍然可以享受你喜爱的食物。因此，轻断食更易长期执行，可以根据自己的情况调整断食比例及时间，避免体重反弹。

• **适合人群**

　　轻断食虽然是目前比较受推崇的一种方式，但是并不是适合所有人。肥胖人群、"三高"（高血压、高血糖和高血脂）和慢性病人群以及饮食习惯差、不按时就餐的人群建议在专业人士的指导下进行轻断食。孕妇、儿童、康复期患者等处于营养补充期的人群，贫血、低血压、低血糖、体重过轻等体质虚弱人群、患有进食障碍的人群以及高强度体力劳动者不建议进行轻断食。

- **轻断食与疾病的关系**

轻断食可以帮助肥胖人群减肥，还能降低2型糖尿病风险、改善大脑健康、调节免疫力、改善肠道健康以及增强昼夜节律等。

◆ 素食饮食

出于健康养生、修身养性、环境保护、经济因素或宗教信仰等原因，近年来有很多人加入了"吃素"的队伍。每年的11月25日是国际素食日（或国际素食节），现在渐渐发展为一个世界性节日。每年的6月15日是健康素食日，旨在倡导吃素，以此改善、调理肠胃功能，使人变得健康。素食饮食是一种不食动物产品的饮食方式，主要有以下4种类型。

生素食	>	生素者是最"高级"的素食者。他们吃大量的水果、坚果、蔬菜等，且食物都生食（未加工，最原始的状态）。客观因素使生素食难以坚持，所占比很低。
纯素	>	纯素者不吃任何动物产品，他们在日常用品方面也拒绝穿戴皮革和麂皮以及动物副产品制成的织物，包括羊毛和丝绸。

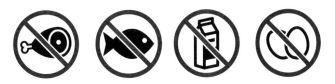

素食	>	素食者不吃动物，但可以吃来自动物的产品，如奶及奶制品、鸡蛋。这也是素食中比较常见的类型，又可以细分为乳素食（可以吃奶及奶制品）、蛋素食（可以吃鸡蛋）和蛋乳素食（最普遍的一类，可以吃奶及奶制品和鸡蛋）。

弹性素食 ＞ 这是一种新的素食方式。热衷瑜伽的素食者发现适度地、有"弹性"地摄入动物性食物，比纯素食对健康、瘦身、塑形等更有益。和传统素食者不同，弹性素食者除了食用新鲜蔬菜以外，偶尔会选择吃些清淡的鱼和畜禽肉，以补充蔬菜中缺少的营养物质。

- **特点**

　　1）谷物是素食饮食中能量的主要来源，全谷物所含的营养素更丰富。

　　2）多选择大豆和发酵豆制品。大豆富含优质蛋白质、不饱和脂肪酸、B族维生素等。大豆食物与谷物搭配，可发挥蛋白质互补作用。

　　3）常吃坚果、海藻和菌菇。这几种食物有益心脏健康，可作为素食中维生素和矿物质的重要来源。

　　4）充分摄入蔬果。素食餐要尽量做到每餐都有蔬菜，每天也需要吃适量水果。

- **适合人群**

　　减肥人群、"三高"人群以及精神压力大的人群可以考虑素食，但儿童、孕妇、体质虚弱者和老年人不建议选择全素饮食。

- **素食饮食与疾病的关系**

　　素食饮食能改善肠道菌群，有利于降低心脑血管疾病、2型糖尿病的患病风险；素食饮食还能缓解精神压力，也可能与长寿有关。但素食饮食不是一种营养均衡的膳食模式，素食者要保证食材的多样性，否则很容易导致营养不良及其相关疾病[9]。

◆ 生酮饮食

生酮饮食最开始是用于治疗癫痫。1921年，生酮饮食被首次应用于癫痫治疗，通过模拟饥饿状态下的代谢方式来治疗癫痫，特别是儿童难治性癫痫。20世纪60年代，人们发现生酮饮食对减肥的效果非常显著，于是开始用于治疗肥胖症[10]。生酮饮食指高脂肪、低碳水化合物、适量蛋白质的饮食方法。主要将身体的代谢能源从葡萄糖转变为脂肪，再通过肝脏代谢产生酮体，从而引起机体的一系列反应。简单来说，就是让身体误以为你处在"饥饿模式"中，开始用脂肪当"燃料"，而不是葡萄糖。其实，生酮饮食的减肥机制远比我们想象的复杂，目前主要的机制包括控制食欲、促进脂肪分解、糖异生的能量损耗、身体水分减少等。生酮饮食可以分为以下3类。

标准生酮饮食	>	三大产能营养素占比为70%脂肪、20%蛋白质、10%碳水化合物。
高蛋白生酮饮食	>	三大产能营养素占比为60%脂肪、35%蛋白质、5%碳水化合物。
循环生酮饮食	>	又称补碳生酮饮食，即在生酮饮食执行期间，间歇性地补充少量碳水化合物，如可以在一周内给自己设定一个"补碳日"。

• 特点

生酮饮食中碳水化合物的摄入量已经逼近"通通不能碰"的程度。生酮饮食的主要食物来源为肉类、鱼类、蛋类、贝类，提倡摄入优质蛋白质和健康脂肪。此外还会要求摄入适量的蔬菜、坚果以及足量的水。

- **适合人群**

临床上，生酮饮食用于治疗难治性儿童癫痫、葡萄糖转运体1缺陷综合征、丙酮酸脱氢酶缺乏症等，并有严格的临床操作和规范。除此之外，生酮饮食可用于需要快速减肥的单纯性肥胖人群，但必须在专业人员的指导下实施。儿童、孕妇、有胃肠功能紊乱、结石以及痛风倾向等人群不宜采用生酮饮食来减重。

- **生酮饮食与疾病的关系**

除了治疗癫痫，生酮饮食对肥胖、2型糖尿病、多囊卵巢综合征及其他与肥胖相关的疾病也有效。在生酮饮食初期，往往可以在很短时间内减去大量体重，但这减去的可能是水分，而且是有极限的。一旦碳水化合物降低到最低水平，生酮饮食初期"梦幻般"的减重也就此结束了。生酮饮食有可能引发一些不良反应，如尿频、疲劳、头晕、低血糖、头痛、便秘等，长期生酮饮食可能会导致血脂异常、骨量减少、肾结石、缺铁性贫血、高尿酸血症、非酒精性脂肪肝、微量元素缺乏及生长障碍等[11]。因此，生酮饮食必须在医生的指导下进行。

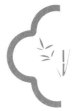

什么是『东方健康膳食模式』

我国的饮食文化历史悠久，在历史的长河中形成了自己特有的膳食模式，随着居民生活水平的不断提高，膳食结构也发生了很大变化。另外，我国地域辽阔，不同地区膳食模式也不相同。

◆ 中国饮食文化历史塑造出的"东方健康膳食模式"

早在燧人氏时期，人们就懂得钻木取火。石烹时代，主要烹调方法包括炮、煲和焙炒。进入黄帝时期，中华民族的饮食状况进一步改善，有了"蒸谷为饮，烹谷为粥"的记载，这个时期首次出现通过烹调方法区别食物。周秦时期，中国饮食文化逐渐成形。

两千多年前的中医典籍《黄帝内经·素问》已有「五谷为养，五果为助，五畜为益，五菜为充，气味合而服之，以补精益气」及「谷肉果菜，食养尽之，无使过之，伤其正也」的记载。

上述均衡饮食的内容从现代营养学角度看，也是很有道理的，是我国居民至今健康膳食推崇的模式。另外，传统医学的药食同源学说、食物功能的性味学说、食物的升降浮沉学说、性味归经学说、辨证施食学说等都为我国健康膳食模式的形成奠定了基础。

健康膳食是针对健康结局（慢性病的发生、预期寿命等）而言的说法或认识，其特点常包括少油、少盐、少深加工食品、多蔬果及全谷物等特征。前面我们讲到，地中海饮食、DASH饮食等属于健康膳食模式。那么地域辽阔的中国有没有属于自己的健康膳食模式呢？

随着我国经济的发展和人民生活水平的提高，我国居民膳食结构发生了重大变化。另外，我国地域辽阔，受经济发展、传统饮食文化的影响，膳食模式差异很大。中国东南沿海很多地区的社会经济发展综合水平较高，居民营养状况相对较好。

根据《中国居民营养与慢性病状况报告（2020年）》，1990年至2019年，虽然中国慢性病死亡人数增加，但2019年标化死亡率比1990年下降了37.7%，各省相差较大，其中江苏、浙江、上海、福建、广东等东南沿海地区的标化死亡率相对较低[11]。心脑血管疾病（如脑卒中、缺血性心脏病）的标化死亡率也有同样趋势。

同时，根据《中国居民膳食指南科学研究报告（2021）》，江苏、浙江、上海、福建、广东等为代表的东南沿海地区，饮食特点是主要以米类为主食，新鲜蔬菜水果摄入量充足；动物性食物以猪肉和鱼虾类为主，鱼虾类摄入量相对较高，猪肉摄入量相对较低；烹饪清淡，少油少盐。流行病学和慢性病监测发现，具有这一饮食模式特点的人群，不仅预期寿命比较高，而且发生超重或肥胖、2型糖尿病、代谢综合征和脑卒中等疾病的风险均较低。

可以认为，我国东南沿海一些地区形成了传统膳食模式向健康膳食模式转变的良好范例。《中国居民膳食指南（2022）》将这类膳食模式定义为"东方健康膳食模式"（Eastern Healthy Diet Pattern）。

"东方健康膳食模式"指以我国江苏、浙江、上海、福建、广东等地区为主要代表，膳食特点以食物多样、清淡少油为主，尤其以丰富的蔬果、多鱼虾海产品、多奶类和豆类为主要特征。

◆ 不得不说的《中国居民膳食指南（2022）》

膳食指南不仅是健康教育和公共政策的基础，也是国家实施《健康中国行动（2019—2030年）》和《国民营养计划（2017—2030年）》的重要技术支撑。《中国居民膳食指南（2022）》新版本中针对一般人群的膳食指南内容从2016年的"6条推荐"修改为"8项准则"。

① **食物多样，合理搭配**：推荐坚持以谷类为主的平衡膳食模式；每天的膳食应包括谷薯类、蔬果、畜禽鱼蛋奶和豆类食物；平均每天摄入12种以上食物，每周25种以上，合理搭配；每天摄入谷类食物200～300克，其中包含全谷物和杂豆类50～150克；薯类50～100克。强调必须由多种食物组成平衡膳食模式，强调合理搭配和粗细搭配的重要性。需要注意的是，这里推荐的食物种类不包括烹调油和调味品。

建议摄入的主要食物种类数（单位：种）

食物类别	平均每天摄入的种类数	每周至少摄入的种类数
谷薯类、杂豆类	3	5
蔬菜、水果	4	10
畜、禽、鱼、蛋	3	5
奶、大豆、坚果	2	5
合计	12	25

（参考中国居民膳食指南官网）

② **吃动平衡，健康体重：** 建议各年龄段人群每天进行身体活动，保持健康体重；食不过量，保持能量平衡；坚持日常身体活动，每周至少进行5天中等强度身体活动，累计150分钟以上，每天主动身体活动6000步；鼓励适当进行高强度有氧运动，加强抗阻运动，每周2~3天；减少久坐时间，每小时起来动一动。

成年人身体活动量推荐

	推荐活动	时间
每天	主动进行身体活动6000步	30~60分钟
每周	至少进行5天中等强度身体活动	150~300分钟
鼓励	适当进行高强度有氧运动和抗阻运动	每周2~3天，隔天进行
提醒	减少久坐时间，每小时起来动一动	

（参考中国居民膳食指南官网）

③ **多吃蔬果、奶类、全谷物、大豆：** 餐餐有蔬菜，保证每天摄入不少于300克的新鲜蔬菜，<u>深色蔬菜应占1/2</u>，深色蔬菜指深绿色、红色、橘红色和紫红色的蔬菜，其具有营养优势，尤其是富含β-胡萝卜素，是膳食维生素A的主要来源；天天吃水果，保证每天摄入200～350克的新鲜水果，果汁不能代替鲜果；吃各种各样的奶制品，摄入量相当于每天300毫升以上液态奶；经常吃全谷物、大豆制品，适量吃坚果。蔬果、奶类、全谷物、大豆及其制品是维生素、矿物质、优质蛋白质、膳食纤维和植物化学物的重要来源，是平衡膳食的重要组成部分，坚果是平衡膳食的有益补充。

深色蔬菜种类

深绿色蔬果	菠菜、油菜、芹菜叶、空心菜、莴笋叶、韭菜、西蓝花、茼蒿、萝卜缨、芥菜、猕猴桃等
橙黄色蔬果	番茄、胡萝卜、南瓜、柑橘、柚子、柿子、芒果、哈密瓜等
红紫黑色蔬果	红苋菜、紫苋菜、紫甘蓝、红菜薹、樱桃、西瓜、桑葚、草莓等

（参考中国居民膳食指南官网）

④ **适量吃鱼、禽、蛋、瘦肉：** 鱼、禽、蛋、瘦肉摄入量平均每天120～200克；每周最好吃鱼2次或300～500克，蛋类300～350克，畜禽肉300～500克；鸡蛋营养丰富，吃鸡蛋不弃蛋黄；优先选择鱼，少吃肥肉、烟熏和腌制肉制品。动物性食物是优质蛋白质、脂溶性维生素、B族维生素和矿物质的重要来源，鱼虾等水产类脂肪含量相对较低。

⑤ **少盐少油，控糖限酒：** 培养清淡饮食的习惯，少吃高盐和油炸食品；成年人每天摄入食盐不超过5克，烹调油25～30克；控制添加糖的摄入量，每天不超过50克，最好控制在25克以下；反式脂肪酸每天摄入量不超过2克；不喝或少喝含糖饮料；儿童青少年、孕妇、乳母以及慢性病患者不应饮酒，成年人如饮酒，一天饮用的酒精量不超过15克。

不同人群食盐、烹调油、添加糖的推荐摄入量和酒精的控制摄入量
（单位：克/天）

项目	幼儿		儿童			成人	
	2岁~	4岁~	7岁~	11岁~	14岁~	18岁~	65岁~
食盐	<2	<3	<4	<5	<5	<5	<5
烹调油	15~20	20~25	20~25	25~30		25~30*	
添加糖	—		<50，最好<25；不喝或少喝含糖饮料				
酒精	0					≤15	

注：*轻身体活动水平。（参考中国居民膳食指南官网）

⑥ **规律进餐，足量饮水：** 强调实现平衡膳食、合理营养的前提是保证规律进餐。建议合理安排一日三餐，定时定量，不漏餐，每天吃早餐；规律进餐、饮食适度，不暴饮暴食、不偏食挑食、不过度节食。水是人体最重要的组成部分，具有重要的生理功能，每天应足量饮水，少量多次，在温和气候条件下，轻体力活动水平成年男性每天喝水1700毫升，成年女性每天喝水1500毫升；推荐喝白水或茶水，少喝或不喝含糖饮料，不用饮料代替白水。

⑦ **会烹会选，会看标签：** 学习认识食物，选择新鲜、营养素密度高的食物；学会阅读食品标签，合理选择预包装食品。目前许多年轻人不自己烹饪，叫外卖现象普遍，而外卖食品往往高油、高盐、高糖，对健康不利。烹调是膳食计划的重要部分，自己在家烹饪，可以最大化地保留食物营养价值，控制食品安全风险，又可以尽享食物天然风味，实践平衡膳食。在外就餐，不忘适量与平衡。

⑧ **公筷分餐，杜绝浪费：** 讲究卫生、公筷公勺和分餐、尊重食物、拒绝食用"野味"。食物制备生熟分开，熟食二次加热要热透。珍惜食物，按需备餐，提倡分餐不浪费，做可持续食物系统发展的践行者。

《中国居民膳食指南（2022）》推荐的膳食模式是经过科学设计的平衡膳食模式，《中国居民平衡膳食宝塔（2022）》更具体和形象地给出了各种食物的推荐摄入量范围，其特点为食物多样、植物性食物为主、动物性食物为辅、少油盐糖。

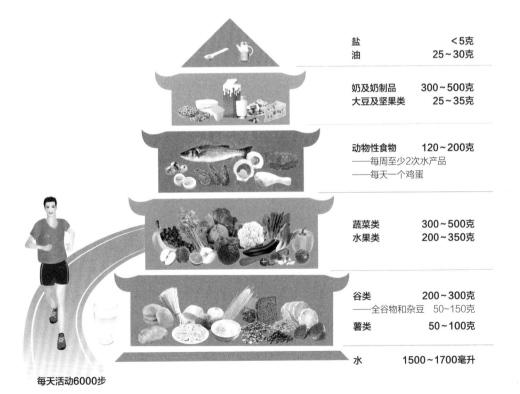

中国居民平衡膳食宝塔(2022)
Chinese Food Guide Pagoda(2022)

盐	＜5克
油	25～30克
奶及奶制品	300～500克
大豆及坚果类	25～35克
动物性食物	120～200克
——每周至少2次水产品	
——每天一个鸡蛋	
蔬菜类	300～500克
水果类	200～350克
谷类	200～300克
——全谷物和杂豆	50～150克
薯类	50～100克
水	1500～1700毫升

每天活动6000步

（来自中国居民膳食指南官网）

◆ "东方健康膳食模式"，中国人的膳食好选择

我国提出的"东方健康膳食模式"接近理想膳食模式，是中国人的膳食好选择，坚持"东方健康膳食模式"有以下优点。

① **控制体重**："东方健康膳食模式"的特点之一是新鲜蔬果摄入量充足。蔬果的膳食纤维含量高，能量密度低，有助于控制体重。循证医学研究发现，保证每天丰富的蔬果摄入，可维持机体健康、改善肥胖。

② **控制"三高"**：高血压、高血脂、高血糖严重威胁人体健康。"东方健康膳食模式"少盐、多蔬菜、多鱼虾的特点有助于控制"三高"。多项研究表明，高盐（钠）能够增加高血压的发病风险，降低盐（钠）的摄入量能够降低血压水平。

根据2015年中国成人慢性病与营养监测的数据分析结果，在校正了社会经济水平、生活方式及其他食物摄入后，蔬菜摄入与糖尿病患病成负相关。欧洲癌症和营养前瞻性调查（EPIC）从超过50万的参与者中随访到5125例心脑血管疾病（CVDs）死亡病例，发现研究对象的蔬菜摄入量从91g/d增加到339g/d，CVDs死亡风险降低了21%[12]。除此之外，鱼虾类摄入量多也是"东方健康膳食模式"的特点之一，鱼虾类脂肪含量较低，且含有较多的不饱和脂肪酸，有利于预防血脂异常和糖尿病。

③ **远离众多慢性病**："东方健康膳食模式"不仅有助于控制"三高"，还有助于预防心脑血管疾病、脂肪肝及某些癌症。蔬果摄入不足，是世界各国居民死亡相关的十大高危因素之一，新鲜蔬果能量密度低，营养素密度高，增加摄入可降低心血管疾病的发病和死亡风险，降低消化系统癌症的发病风险。根据《中国居民膳食

指南（2002）》，将蔬果、鱼类、大豆及其制品、畜肉、盐和油与健康的关系总结为下表。

蔬果、鱼类、大豆及其制品、畜肉、盐和油与健康的关系

食物类型	与健康的关系	证据等级 / 可信等级 *
蔬果 （共同摄入）	可降低心血管疾病的发病和死亡风险	B
	可降低肺癌的发病风险	B
蔬菜	增加摄入可降低心血管疾病的发病和死亡风险	B
	增加蔬菜总摄入量及十字花科蔬菜和绿叶蔬菜摄入量可降低肺癌的发病风险	B
	增加摄入可降低食管癌、结肠癌的发病风险；十字花科蔬菜可降低胃癌、乳腺癌的发病风险	B
	增加绿叶蔬菜、黄色蔬菜的摄入可降低2型糖尿病的发病风险	B
水果	增加摄入可降低心血管疾病的发病风险	B
	增加摄入可降低主要消化道癌症（食管癌、胃癌、结直肠癌）的发病风险	B
鱼类	增加摄入可降低全因死亡风险	B
	增加摄入可降低脑卒中的发病风险	B
	增加摄入可降低阿尔茨海默病及认知功能障碍的发病风险	B
大豆及其制品	增加摄入可降低绝经前和绝经后女性乳腺癌的发病风险	B
	增加摄入可降低绝经前和绝经后女性骨质疏松症的发病风险	B

食物类型	与健康的关系	证据等级 / 可信等级 *
畜肉	过多摄入可增加2型糖尿病的发病风险	B
	过多摄入可增加结直肠癌的发病风险	B
	过多摄入可增加肥胖的风险	B
	适量摄入可降低贫血的发病风险	B
盐	高盐（钠）可增加高血压的发病风险，低盐（钠）可降低血压水平	A
	高盐（钠）可增加脑卒中的发病风险	B
	高盐（钠）可增加胃癌的发病风险	B
	高盐（钠）可增加全因死亡风险	B
油	高脂肪摄入可增加肥胖风险；减少总脂肪摄入，有助于减轻体重	A
	以多不饱和脂肪酸部分替代饱和脂肪酸摄入可降低冠心病的发病风险	B
	反式脂肪酸摄入过多可增加心血管疾病的死亡风险	B

注：*根据食物与健康的关系，可将证据等级（可信等级）分为A、B、C、D四个等级，A级——证据体指导实践是可信的；B级——在大多数情况下证据体指导实践是可信的；C级——证据体为推荐意见提供了一些支持，但是在应用时应加以注意；D级——证据体弱，在应用建议时必须要非常谨慎，或不使用该证据。

总之，"东方健康膳食模式"是我国传统膳食模式向健康膳食模式转变的典型代表，更接近我国膳食指南推荐的平衡膳食模式。日常生活中，我们应合理安排膳食，向"东方健康膳食模式"看齐，坚持以谷类为主，粗细搭配，多吃蔬果，增加鱼虾类、豆类、奶类等的摄入，适量吃坚果，同时注意吃动平衡，只有这样才能做到营养平衡。

"东方健康膳食模式"与其他膳食模式的对比

膳食模式种类	特点	健康益处
东方健康膳食模式	烹调清淡少盐，食物多样，谷物为主，丰富的蔬果，多鱼虾等水产品、大豆及其制品和奶类等	坚持东方健康膳食模式的人群发生超重/肥胖、2型糖尿病、代谢综合征和脑卒中等疾病的风险均较低；心血管疾病和慢性疾病的死亡率也较低；该人群期望寿命较高
地中海饮食	富含植物性饮食，包括蔬果、五谷杂粮、坚果、豆类；食物以天然生产为主，新鲜度高，油类以橄榄油为主，辅以香料；脂肪中饱和脂肪酸占比低；每天食用适量的酸奶、奶酪、鱼虾海鲜；少量饮红酒	长期进行地中海饮食能显著降低心血管疾病及糖尿病等慢性病的发病风险；还能保护大脑免受损伤，减缓阿尔茨海默病等疾病的发生发展
DASH饮食	摄入足够的全谷物、蔬果、低脂（或脱脂）奶，并且限制含糖饮料、红肉及加工肉制品、酒精和食盐摄入。以高钾、高镁、高钙、高膳食纤维、低饱和脂肪酸、低钠为主要特点	DASH饮食是防治高血压的主要饮食疗法，为心血管疾病提供了很好的保护作用。此外，DASH饮食也可以降低肥胖、2型糖尿病、血脂异常的发病风险
轻断食	1）5：2轻断食法：一周中有5天正常进食，其他不连续的2天为断食日，每天摄入能量降至平时的25%～30% 2）16：8轻断食法：一天中的16小时内不吃东西，其余8小时正常进食 3）12：12轻断食法：每日禁食12小时 4）蔬果汁轻断食：1个月内选择间断的2～5天只喝白开水、蔬菜汤和蔬果汁。 5）隔日轻断食法：每隔一天禁食1次，且在禁食日中不吃任何固体食物，每天摄入能量降至平时的25%～30%	轻断食主要帮助肥胖者减肥，还能降低2型糖尿病的发病风险、改善大脑健康、调节免疫力、改善肠道健康以及增强昼夜节律等

膳食模式种类	特点	健康益处
素食饮食	1）生素食：所食食物均为生食，包括蔬果、坚果等 2）纯素：不吃任何动物产品 3）素食：不吃动物，但可以吃来自动物的产品，如奶及奶制品、鸡蛋。此外，又可以细分为乳素食（可以吃奶及奶制品）、蛋素（可以吃鸡蛋）和乳蛋素食（可以吃奶及奶制品和鸡蛋） 4）弹性素食：偶尔会选择吃些清淡的鱼和肉，补充蔬菜中缺少的营养物质	素食饮食可以改善肠道菌群，有利于降低心脑血管疾病、2型糖尿病的发病风险，素食饮食也可能与长寿有关。但素食饮食要保证食材的多样性才能做到营养全面均衡
生酮饮食	1）标准生酮饮食：三大产能营养素占比为70%脂肪、20%蛋白质、10%碳水化合物 2）高蛋白质生酮饮食：三大产能营养素占比为60%脂肪、35%蛋白质、5%碳水化合物 3）循环生酮饮食：在生酮饮食执行期间，间歇性地补充少量碳水化合物	生酮饮食除了治疗癫痫，对快速减肥、2型糖尿病、多囊卵巢综合征及其他与肥胖相关的疾病有效。但长期生酮饮食可能会带来一些不良反应，如血脂异常、骨量减少、肾结石、缺铁性贫血、高尿酸血症、非酒精性脂肪肝、微量元素缺乏以及生长障碍等。因此，必须在专业人士指导下进行

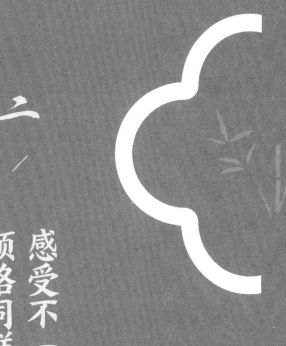

二、

感受不一样的市井烟火气，
领略同样的『东方健康膳食模式』

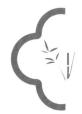

探秘之旅
『东方健康膳食模式』

◆ **江苏：少油少辣的鲜味之旅**

〉 **当地特色食材**

海鲜

　　江苏基于水利之便，水产四时可得，为人们提供了优质蛋白质和大量不饱和脂肪。走进江苏的水产市场，鱼类品种繁多，四大家鱼"青、草、鲢、鳙"最受大众喜爱，是家常餐桌上的常见鱼鲜。

　　一些特色鱼鲜更值得称道。太湖有三白——白鱼、银鱼和白虾，为著名"太湖船菜"的招牌食材。苏州曾进贡白鱼卵至东都洛阳，隋炀帝命人在御苑池中养殖，到了唐朝时，洛阳仍有白鱼养殖；银鱼长不过三寸，色明莹如银，细骨无鳞，可整食而味鲜美，堪称补钙佳品；白虾在江湖沼泽可见，有诗云"口出岸沙多细穴，白虾青蟹走无穷"，其中太湖白虾负有盛名，俗称"水晶虾""秀丽长臂虾"，通体透明，晶莹如玉，肉嫩味鲜，可生吃，也可水煮、油爆、合炒。

银鱼

长江有三鲜——河豚、鲥鱼和刀鱼，可谓是淡水鱼界的"名门贵族"。河豚在《山海经·北山经》就有记载，吴人称之为"西施乳"。需要指出的是，河豚有毒，烹调不当可中毒致死，曾有"拼死吃河豚"之说，现在经过人工饲养的河豚毒性大减，再经过合理烹制，河豚也可以大快朵颐了。鲥鱼和刀鱼都是洄游性鱼类，以肉质鲜嫩著称，其中鲥鱼生得娇贵，离水、见风便死，吃到活鲥鱼很不易，明清时期曾作为贡品。

江苏每月都有时令鱼鲜上市，按农历月份计，一月塘鲤鱼、二月鳜鱼、三月甲鱼、四月鲥鱼、五月白鱼、六月鳊鱼、七月鳗鱼、八月鲃鱼、九月鲫鱼、十月草鱼、十一月鲢鱼、十二月青鱼。

除了鱼类，不得不提成为餐桌"新宠"的螃蟹，其中含有丰富的蛋白质、钙、维生素A、B族维生素等营养物质，江苏又以阳澄湖大闸蟹最为有名。"秋风起，蟹脚痒"，每年9月开始，大闸蟹就"爬"上了人们的餐桌，这波蟹宴可以持续到12月底。

江苏东临黄海，浅水海域和沿海滩涂广阔，为水产养殖提供了优良条件，水产市场海鲜种类繁多，产量充足。江苏南通吕四渔港是全国四大渔港之一，故有"天下第一鲜""中国海鲜之乡"的美名。文蛤、竹蛏、青蛤、四角蛤、泥螺等滩涂小海鲜叫人大开眼界、大饱口福，撑起了"海江苏"的鲜味世界。随着远洋捕捞和海洋养殖业的发展，江苏海鲜的供应日益丰富，大大小小的海鲜登上了人们的餐桌。

江苏气候温和、雨量适中、四季分明。得益于这样的气候，在温室大棚栽培还未兴起的时候，土沃水润的江苏就已经四季绿蔬不断，尤其是苏南，日常百姓人家餐桌上的蔬菜随季节变换。

在苏州，"水八仙"深受当地人喜爱，包括莲藕、荸荠、慈姑、芡实、红菱、莼菜、水芹、茭白。

江苏人喜食野菜，他们口腹中的野菜可谓种类繁多。

南苜蓿，在上海、常熟等地俗称"草头"，江浙一带则称"金花菜"，是烧河蚌、烧河豚的绝佳配菜。

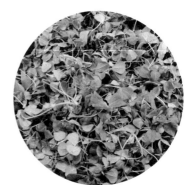

南苜蓿

豌豆苗，又称豌豆尖、龙须菜、龙须苗，主要用来热炒、做汤、涮锅，不失为餐桌上的上乘蔬菜。扬州人在岁首的餐桌上必摆上一盘豌豆苗，以表岁岁平安之意。

马兰头，大江南北都喜欢吃的野菜，现已被广泛人工种植，马兰头拌香干成了经典凉菜。

菊花叶，又名菊花脑，用它凉拌、清炒、烧鸡蛋汤，是南京人的最爱。

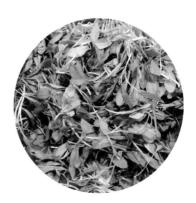

马兰头

蒲菜，俗称草芽，淮安特产。蒲菜入宴在我国已有两千多年历史，《周礼》即有"蒲菹"的记载。南宋抗金名将梁红玉被金兵围困于淮安，以蒲菜代食克服无粮困境，终于军民同心打败金兵，所以淮安民间也称之为"抗金菜"。

此外，苦菜、桔梗、枸杞头、蒲公英、蕨菜、灰灰菜、茴香叶、芦苇笋、马齿苋、茅草根、二月兰、鱼腥草、紫苏、紫云英、薄荷等野菜时常出现在江苏人的餐桌上。据统计，江苏人常吃的野菜有60多种，其中大多数野菜得到了广泛的人工种植，这极大丰富了人们的菜篮子。

江苏本地有很多特色水果，如徐州的睢宁三水梨、无锡的阳山水蜜桃、徐州的沛县冬桃、盐城的龙岗茌梨、南京溧水的白马黑莓、宿迁的沭阳石榴、连云港的云台山樱桃、苏州的东山白玉枇杷、苏州的西山杨梅等，这些水果季节性强，受到当地人的喜爱，水果上市时，人们争先品尝，成为送礼佳品。

苏州地处江南水乡中心地带，山水相间、气候适宜，地产水果品种多，最具特色的水果当属东山白玉枇杷、西山杨梅、树山翠冠梨和洞庭红橘。

一年四季，江苏的水果不断。四五月间枇杷上市，东山产白玉枇杷，西山产青种枇杷，一筐筐枇杷摆在路边贩卖；到了六月，西山杨梅开始上市，人们不仅吃杨梅，还将其用来泡制杨梅酒，以备慢慢品

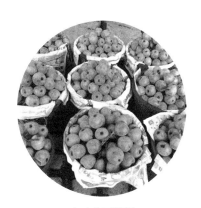

东山白玉枇杷

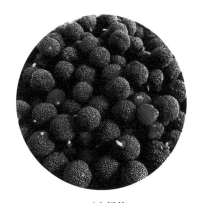

西山杨梅

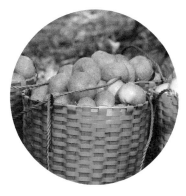

红橘

尝；进入七月，树山翠冠梨开始走下枝头，它有着"六月雪"之称，肉脆多汁、酸甜可口，是苏州人最爱的盛夏美味；十月以后，橘子开始红了，白居易任苏州刺史时，每年都亲自挑选洞庭红橘进贡，李时珍在《本草纲目》中也有"橘非洞庭不香"的评述，周迅主演的电影《橘子红了》就是在东山橘园取景拍摄的。

饮食特点

江苏饮食文化源远流长，淮扬菜和苏帮菜具有鲜明的特色，基本能够反映江苏不同地域的饮食习俗。

淮扬菜 〉 淮扬菜始于春秋，兴于隋唐，盛于明清，素有"东南第一佳味，天下之至美"的美誉，体现了苏北和苏中地域的饮食习俗。淮扬菜的风味特色是"清鲜平和，浓醇兼备，咸甜适度，南北皆宜"。其食材鲜活、鲜嫩，讲究时令新鲜，有"醉蟹不看灯，风鸡不过灯，刀鱼不过清明，鲟鱼不过端午"的说法；调味清淡，强调本位，重视调汤，风味

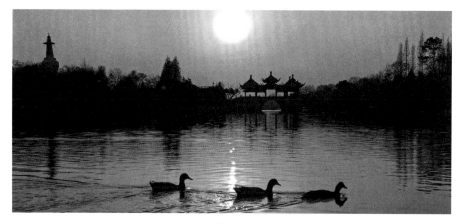

扬州

清鲜；烹饪讲究火候，擅长炖、焖、煨、焐、蒸、烧、炒，能够将普通食材做出高档水平。

苏帮菜 〉 苏帮菜是以苏州为中心的苏南地域的饮食习俗，其历史悠久、特色鲜明。苏南地处太湖流域，稻丰粮足、鱼鲜虾美蟹肥、四季时蔬不断，每月都有特色美食，有着"不时不食"的传统。鱼虾类不仅是宴席的主打菜，也是日常菜肴的生力军。鱼是苏南宴席的畅想曲，最终一道菜必是一条整鱼，意味着菜已上齐，宴席结束，寓意"吃而有余（鱼）"。苏帮菜口味上喜清淡，忌食辛辣，烹饪以炝、焖、煨、焐、煮、小炒为主，辅料、调料所用不多，讲究原汤、原汁、原味、原色。苏帮菜一般菜肴精细，菜量不多，有的菜仅能浅尝，食者细嚼慢咽，品味每种菜的真味，俗称"多吃少滋味，少吃多滋味"。

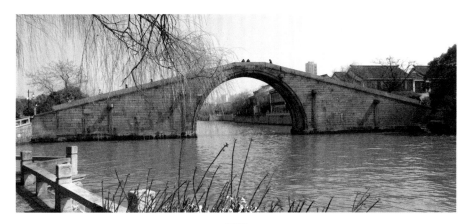

苏州

从食材选择和烹饪方法上来看，无论是淮扬菜还是苏帮菜，无论是宴席还是日常三餐，都有低糖低盐、少油少辣的特点，讲究味原清淡、时令新鲜；四季时蔬不断、种类多样，这也形成了日常和宴席餐桌必有蔬菜的传统；丰富的食材，使得一种菜肴常融合多种食材原料。另外，江苏人饮食比较节制，尤其是苏南居民，很注意食不过量。由此看来，在食材选择、烹饪方式、进餐习惯等方面，江苏饮食很符合"东方健康膳食模式"。

特色美食

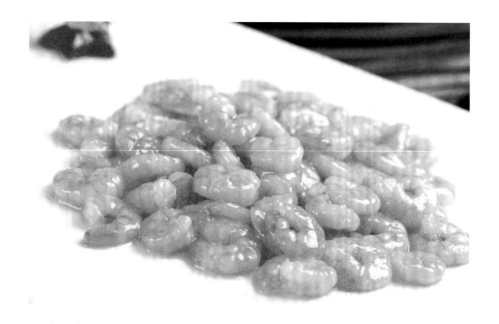

清熘虾仁属于苏帮菜，其充分体现了江南美食的精细。虾必须是新鲜的，保持活蹦乱跳的状态，剥虾时也很有讲究，用力一定要均匀，这样剥出的虾仁才能完整光滑，不会残缺不全。虾壳和虾头用小火慢慢熬制出虾油，再用虾油炒虾仁。炒虾仁时，火不能太旺，油温不能太高，这样炒出来的虾仁味道浓烈鲜美、口感滑嫩爽弹。虾仁属于优质蛋白质，脂肪以不饱和脂肪酸为主，整个过程中油温不是太高的烹饪方式充分保护了营养成分，减少了高温油炸产生的有害成分。调料和辅料简单，有葱、姜、料酒、盐、鸡蛋清、淀粉等，不仅提香去腥，还增加了优质蛋白质（鸡蛋），及有益的植物化学物。盐用量少，没有酱油等重口味调料，体现了苏南口味的清淡本色。虾仁一般为招待客人时，餐桌上的第一道热菜，因为虾仁的苏州话发音为"欢迎"，表示欢迎客人到来之意。

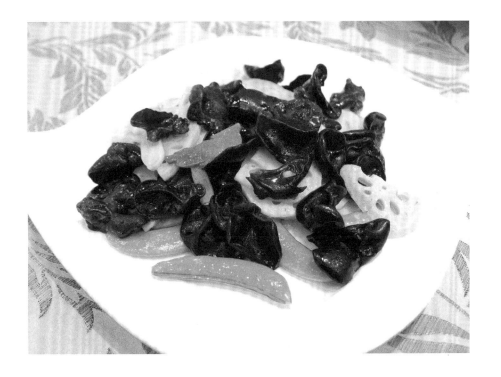

荷塘小炒是江南餐桌上的经典时蔬菜品。食材常有荸荠（马蹄）、莲藕、木耳、荷兰豆、胡萝卜等，食材多样，可随季节增减时蔬种类，其中莲藕是必备的，因其为荷塘鲜物，顾名为荷塘小炒。

荷塘小炒中的根茎类、豆荚类、菌类食材可提供丰富的膳食纤维、矿物质、维生素和植物化学物；食材颜色有红有绿，有白有黑，烹饪时急火快炒，油、盐用量少，菜色清新，营养损失较少。荷塘小炒烹调简单，已经成为家庭餐桌的常见菜品。

大煮干丝又称鸡汁煮干丝，前身是"九丝汤"，是典型的以讲究刀工火候著称的淮扬菜的代表作之一。相传清代乾隆皇帝下江南，一次来到扬州，厨师们个个拿出看家本领，精心烹制菜品，其中有一道名为"九丝汤"的菜品，其用豆腐干和鸡丝烩煮而成，豆腐干

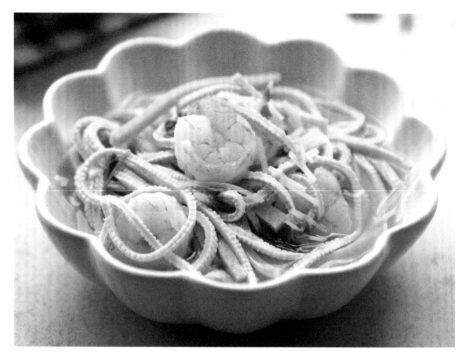

详细做法见P99

切得极细，鸡汤烩煮汇入各种鲜味，食之软糯可口，乾隆皇帝大为满意，以后每到扬州必吃"九丝汤"。经过历代扬州厨师的传承发展，"九丝汤"演进成今天的大煮干丝。

大煮干丝制法十分精细，需将淮扬方干（豆腐干）片成约1毫米厚的均匀薄片，再切成火柴棍粗细的丝，烫透煮透，火候非常重要。食材有淮扬方干（豆腐干）、熟鸡脯丝、虾仁、金华火腿、冬笋、豌豆苗、上汤（鸡汤）等，以豆制品为主，配少量畜禽肉和虾类，另外还搭配了蔬菜，食材种类丰富。大煮干丝的辅料可以依季节不同，竹蛏、蟹黄、鳝丝、鸡肫、鸡肝等都可入味，烹饪以煮为主，营养成分破坏较少；调料少，味道全凭食物的原味。大煮干丝成为淮扬菜的看家菜，是淮扬地区接待宾朋必不可少的佳品。

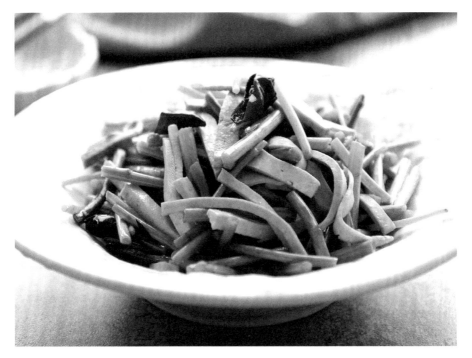

详细做法见P103

详细做法见P103

芦蒿炒香干是江苏南京的一道传统美食。南京人喜食野菜，有人戏称南京是"八野之乡"。芦蒿本是野菜，春天三四月正当时。南京人择选芦蒿，只取那段干干净净、清清脆脆的芦蒿秆儿尖，急火快炒，除了一点油和盐，几乎不加其他调味品，为的是芦蒿秆儿尖和香干相混的那份自然清香。许多游客来南京，慕名要吃的菜品中就包括芦蒿炒香干，体验野味和家常味的奇妙组合。芦蒿炒香干既提供了优质蛋白质，又提供了丰富的膳食纤维，是日常餐桌上的健康美食。

青团又称翡翠团子，是江南地区的传统特色小吃。据考证，青团约始于唐朝，距今已有一千多年历史，主要于清明时用作祭祀。现在，青团作为祭祀的功能日益淡化，演进成了一道时令性小吃，从色彩到口感

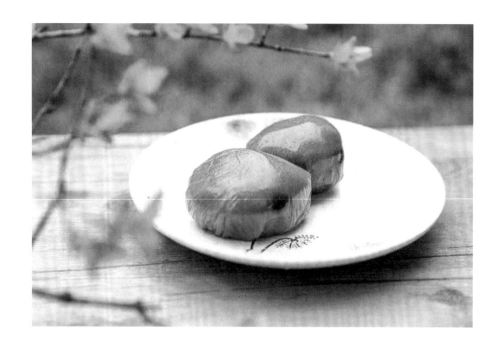

都是满满春天的气息，是江南人家早春食物的符号。青团的做法是将糯米粉和大米粉混合，用艾草汁、麦草汁或其他绿叶菜汁搅拌，包上豆沙或其他馅儿，上锅蒸熟。青团不甜不腻，清香扑鼻，春意悠长。青团最大的创意在于取用艾草汁或蔬菜汁和面，既丰富了颜色，又提供了营养成分，蒸的方式也十分健康，而且减少了营养成分的损失。

◆ 浙江："佳肴美点三千种"

⤷ 当地特色食材

浙江地处我国东海之滨，属亚热带季风气候，是典型的山水江南，古时就已有"江南鱼米之乡"的美称，现有"中国鱼仓"美誉。正所谓"一方水土养一方人"，饭稻羹鱼的饮食文化传承千年。

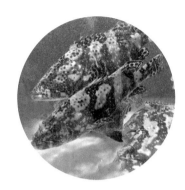

石斑鱼

海鲜 浙东渔场密布，水产丰富，盛产海味，佳肴自美，如黄鱼、石斑鱼、蛎、蛤、虾、梭子蟹等。**大黄鱼**是浙江温州的特产，为全国农产品地理标志产品，其体形修长，蒸煮后肉质细腻，口感鲜甜，具固有的鲜香气味，是优质蛋白质和必需氨基酸的良好来源；石斑鱼，俗称岩石鱼，是浙江象山的特产，肉质细嫩洁白，似鸡肉，故有"海鸡肉"之称；**嵊泗贻贝**是浙江舟山的特产，舟山方言称之为"淡菜"，别名海红、红蛤、壳菜，嵊泗贻贝个头大、肉肥鲜嫩、营养丰富，为海鲜中的佳品。

畜类 金华猪，是中国四大名猪之一，原产于浙中的金衢盆地，其头部和尾部的毛发一般是黑色，身体为白色，故又称为"金华两头乌"。有名的金华火腿就是用"金华两头乌"制作而成，除此之外，"金华两头乌"也可以用于制作腌笃鲜、肉粽等。

蔬菜 走进浙江的菜市场，你可以看到多种地域性特色蔬菜。**西湖莼菜**，俗称马蹄草、水莲叶，其叶片呈椭圆形，嫩茎和叶背部都有透明的黏液，其营养物质主要是多糖和多酚，除此之外，蔬菜富含人体必需的多种氨基酸，维生素和矿物质。据说从晋朝就有"莼羹鲈脍"的记载，而且相传乾隆皇帝下江南时，每到杭州必以莼羹进餐。莼菜鲜嫩滑腻，用来调羹做汤，清香浓郁，"西湖莼菜汤"是杭州名菜之一。**天目竹笋**，壳

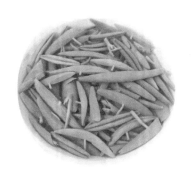

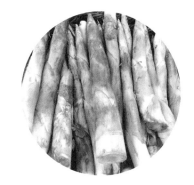

莼菜 竹笋

薄、肉肥、色白、质嫩，鲜中带甜，富含蛋白质、钙、磷、铁和多种维生素，具有开胃健脾、调节免疫力的作用，由鲜嫩竹笋精制而成的天目笋干，鲜嫩、脆爽，为浙江杭州的农产品地理标志。象山紫菜含有丰富的维生素、矿物质、EPA（二十碳五烯酸）和DHA（二十二碳六烯酸）等，具有清热利尿、补肾养心、降血压、促进代谢等多种功效。

浙西、浙南盛产山珍野味，如庆元的香菇，又称花菇，以鲜嫩可口、香郁袭人的独特风味成为宴席上的珍贵佳肴，自古为宫廷贡品，是调节免疫力的天然保健食品；云和的木耳，肉质厚、有光泽、耐泡、口感好，且营养丰富。

∂ 饮食特点

浙江是吴越文化和江南文化的发源地，饮食文化源远流长。浙菜是中国"八大菜系"之一，颇负"佳肴美点三千种"盛名。浙菜"味要清鲜，不可淡薄""清鲜者，真味出而俗尘无之谓也"，清朝文人袁枚在《随园食单》中提出的"调味须知"体现出浙菜追求鲜味的特点。浙菜制作上讲究选料精细、食材鲜活，遵循四时之序和食材季节时令，充分体现了食材原料的质地新鲜和脆嫩。浙菜取料丰富、品种繁多，菜式小巧玲珑，制作精细考究，菜肴整体呈现出鲜美滑嫩、脆软清爽的口感。

浙菜主要包括杭帮菜、绍兴菜、宁波菜和温州菜，各菜系带有浓厚的地方特色和原材料的本味，其中以杭帮菜为代表的浙菜烹饪技艺因"选料严谨、制作精细、清鲜爽嫩、注重原味、品种繁多、因时制宜"的特点，入选浙江省第二批非物质文化遗产项目。

杭帮菜 ＞　　俗话说"一粒米中藏世界，半边锅内煮乾坤"，杭帮菜体现了杭州人的品位与性格，将时代饮食文化的品位和格调"质、香、色、味、形、器、适、序、境、趣"集一身。

杭帮菜又分为"城厢帮"和"湖上帮"两个流派，"城厢帮"用料以肉类居多，以蒸、烩、氽、烧为主要烹饪方法，讲究轻油、轻浆、清淡鲜嫩，注重

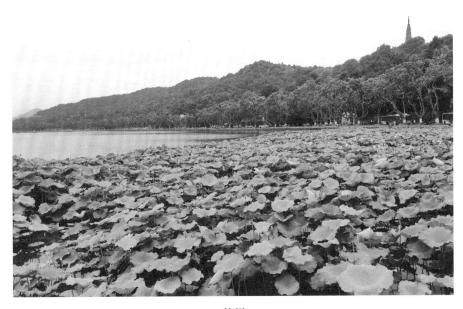

杭州

鲜咸合一；"湖上帮"用料以禽类和鱼虾为主，选用西湖所产的鲜活鱼虾和时鲜蔬菜为原料，以生炒、清炖、嫩熘为主要烹饪方法，讲求清、鲜、脆、嫩的口味，保留了食材本身的口感和清香，同时依托名菜典故，做到一菜一品、风味独特，如西湖醋鱼、龙井虾仁、莼菜汤等都是"湖上帮"的拿手菜。

"清淡适中、制作精细、节令时鲜、多元趋势"是杭帮菜的真实写照，其中"清淡适中"是杭帮菜的一个象征性特点，讲究"两轻一清"，即轻油、轻浆、清淡，注重鲜咸合一，这恰恰也是"东方健康膳食模式"所追求的。杭帮菜以滑炒为主，力求柔软入味、浓香适口、清淡鲜嫩。外观上讲究色彩和谐，追求色、香、味俱佳，追求营养、均衡、适量。

绍兴菜 ＞ 绍兴位于浙江省中北部、杭州湾南岸，是春秋越国的国都，简称"越"，博大精深的越文化孕育了绍兴菜的绚丽多彩。绍兴菜是体现浙菜饮食文化的重要组成部分，是浙菜的摇篮和发祥地。绍兴菜底蕴深厚、风味迷人，如享有"越菜之王"美誉的绍兴名菜"清汤鱼圆""清汤越鸡""马兰头拌香干"等源于越国之地，之后均成为宫廷御膳。

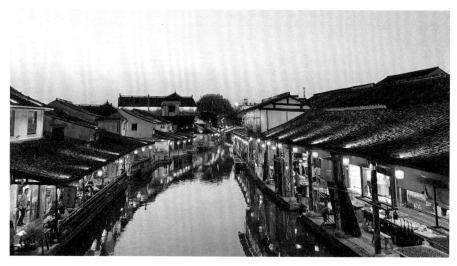

绍兴

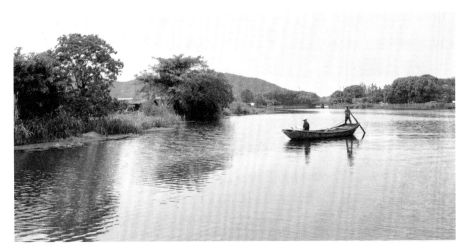

绍兴

鉴湖水域水产丰富，包含鲈、鲤、鲫、鳢、鲇、鳝、鲔、鲢、鳇、鳜、鲥、鳗、鳅、青鱼、银鱼、白鱼等二十余种鱼类，水生植物包括茭白、莲藕、芡实等，这些都为绍兴鱼米之乡的营建奠定了基础，体现了绍兴菜浓郁的乡土风味和家常情调。

绍兴菜优选淡水鱼、家禽、豆类、笋类为主料，注重香酥绵糯和食材本味，秉持原汤原汁、轻油忌辣、汁味浓重，同时配上绍兴黄酒，醇香甘甜、回味无穷。绍兴菜以蒸炖为主要烹饪方式，如传承八百多年的绍三鲜，被称之为绍兴菜的头牌。

宁波菜 ＞ 宁波地处东南沿海，属于典型的江南水乡兼海港城市，是中国海洋饮食文化的重要组成部分，古有"四明三千里，物产甲东南"之称。宁波菜自成一家，是浙菜系列中最具特色的地方菜。宁波海产资源丰富，如黄鱼、带鱼、墨鱼、鳗鱼、马鲛鱼、梭子蟹、牡蛎、对虾等；宁波东钱湖是浙江境内最大的淡水湖，盛产鳙鱼、草鱼、青鱼、毛蟹、河虾等。宁波本地人每餐都讲究荤素搭配、鱼肉齐全，体现了平衡膳食的食物多样化。

宁波菜又称"甬帮菜"，以咸、鲜、臭的特点而闻名于世。宁波菜擅长选用海鲜进行烹饪，海鲜现烹，活鱼现杀；主要采用蒸、炖和烤等烹饪方法，菜品口感嫩、软、滑、鲜，讲究鲜甜适中、味清淡平和、汤色泽浓厚、原汁原味。著名的宁波菜有雪菜大汤黄鱼、白蟹炒年糕、红膏炝蟹等。

温州菜 ＞ 温州地处浙南沿海，三面环山，一面临海，特殊的地理位置造就了温州特有的饮食文化特点。温州的鱼类食俗，源远流长，传统深厚，已有两千多年历史。《博物志》上记载"东南之人食水产……龟蛤螺蚌以为珍味，不觉其腥臊也"，见证了温州人民历代以鱼类为主的食俗，也奠定了当代温州人嗜海鲜的饮食特点。

温州菜又称"瓯菜"，选用新鲜海鲜，在制作时轻油轻芡，重刀工，即"二轻一重"。温州菜讲究口味清而不寡、淡而不薄；烹制多采用鲜炒、清汤、凉拌等，讲究清淡精致、新颖鲜嫩。著名的温州菜有三丝敲鱼、爆墨鱼花、芙蓉蛸蛑等。

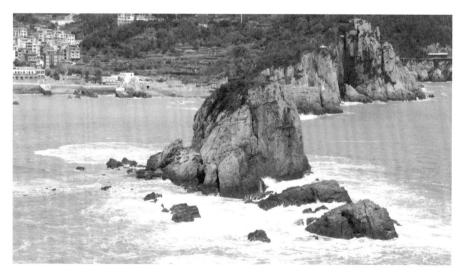

温州

꒰ 特色美食

　　浙江地处沿海，盛产海鲜，形成了以海鲜为主的浙江菜系，菜式小巧玲珑，菜品鲜美滑嫩，脆软清爽，具有清、香、脆、嫩、爽、鲜的特点，浙菜以鲜为主，不论是山珍还是海味，味道足够鲜美才称得上美食。

爆墨鱼花　　爆墨鱼花是"瓯菜"三绝之一，体现了其"二轻一重"的特点。这道菜以墨鱼为主料，将墨鱼肉切花刀使其卷曲呈麦穗状，再搭配新鲜蔬菜，旺火爆制，对刀工、火候的要求都十分高。成菜色白形美，脆嫩爽口，且有较高的营养价值，墨鱼富含蛋白质、维生素A、钙、镁等营养物质，具有滋养肝肾、补阴血、调经等功效。

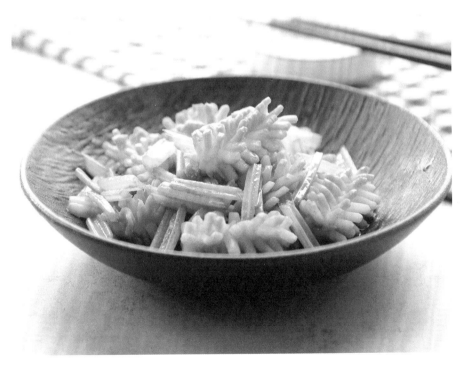

详细做法见P96

龙井虾仁精选新鲜大河虾，配以龙井新茶烹制而成。既有龙井茶的香郁，又有虾仁的鲜嫩，虾中有茶香，茶中有虾鲜，食后爽口开胃，回味无穷。虾仁富含牛磺酸和镁，龙井茶含氨基酸和儿茶素，二者搭配，营养丰富，有利于预防心血管疾病，同时还具有滋补和消炎解毒之功效。

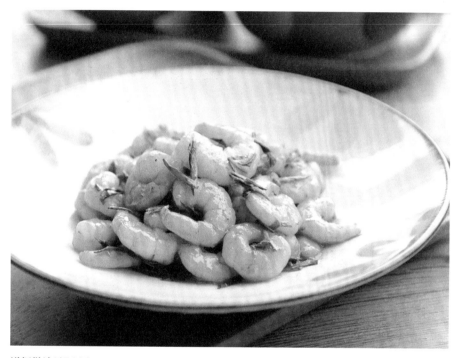

详细做法见P100

宋嫂鱼羹是杭州的一道风味传统名菜，创制于南宋淳熙年间。该菜将鳜鱼或鲈鱼蒸熟后剔去皮骨，加上火腿丝、香菇、竹笋、鸡汤等烹制而成，色泽油亮，鲜嫩滑润，味似蟹肉。这道菜富含优质蛋白质、B族维生素，荤素搭配，营养丰富。

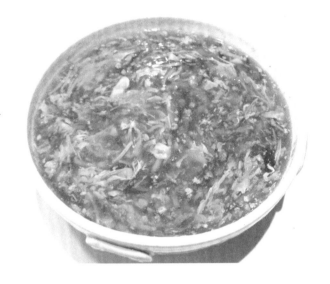

绍
三
鲜

绍三鲜是绍兴菜的头牌，因食材汇聚了稽山、鉴湖及田野之精华故得名。此菜相传始于南宋，选用稽山放养的土猪肉做成肉圆，将越鸡炖汤，还把一早在鉴湖钓到的鱼做成鱼圆，并加入田野里新鲜采集的各类蔬菜，配以山笋、河虾、火腿等食材用汽锅蒸制，营养价值极其丰富。

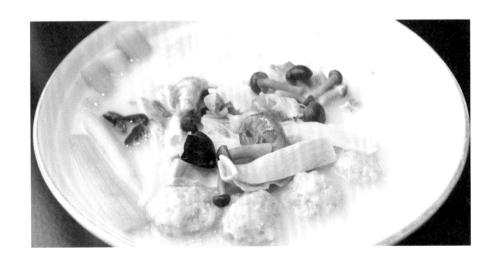

◆ 上海："海纳百川，兼收并蓄"的海派饮食

当地特色食材

上海地处长江三角洲前沿，倚东海之滨，河湖众多；属于亚热带季风气候，气候温润，四季分明，光照充足，雨量丰沛；土特产、山珍海味应有尽有。古时的上海，便是江南鱼米之乡，得天独厚的自然环境与地理条件孕育了上海当地的特色食材。

海鲜

上海全年盛产鱼虾。宝山鲍鱼，兼有河豚、鲫鱼之鲜美，而无河豚之毒素、鲫鱼之刺多，不仅新鲜滑嫩、汁多味美，更有健脾开胃、补中益气之功效，上海名菜"红烧鲍鱼"，便以其色泽红亮、鱼肉鲜嫩、咸甜适宜、回味无穷而闻名遐迩；崇明老毛蟹，又名中华绒螯蟹、崇明清水蟹，因其两只大螯上长满了细密的绒毛，故俗称"老毛蟹"，其外形具有"青背、白肚、金爪、黄毛"的特点，富含蛋白质、钙、磷、维生素B_1、维生素B_2等营养物质，每逢秋末冬初，崇明老毛蟹最为营养与丰满，可谓"雄蟹膏满肚，雌蟹撑壳黄"；花骨鱼，也叫麻花鱼、吉花鱼，其纤维较短，肉质鲜嫩、细滑、富有弹性。上海菜市场常见的淡水鱼还有青鱼、草鱼、鲢鱼等，常见的海鱼有带鱼、鲳鱼等。

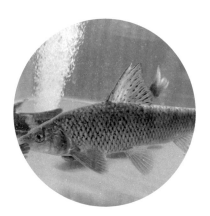

花骨鱼

上海市郊菜田连片，四时蔬菜常青，拥有多种地理标志保护产品。**崇明金瓜**，又名金丝瓜，含有钾、铁、烟酸、维生素E以及多种氨基酸，具有益气、利涩消渴、健脾、清火之功效，鲜嫩清香，松脆爽口，被誉为"植物海蜇"；**练塘茭白**，为青浦区特产，茭肉洁白、口感鲜嫩，富含膳食纤维、钾、磷、维生素B_2、维生素E、烟酸，清热解毒、通利二便，享有"水中人参"的美誉；**彭镇青扁豆**，为浦东新区特产，炒煮后呈碧绿色，品相可人，口感软糯，营养价值高，富含膳食纤维、钾、钙、镁、叶酸，具有一定的抗氧化作用。

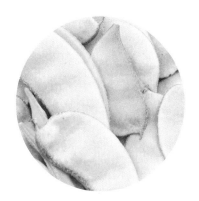

青扁豆

除了这些郊县特产，上海菜市场还常见荠菜、草头。**荠菜**，其蛋白质含量在蔬菜中位于前列，且富含膳食纤维、胡萝卜素、维生素C、维生素B_2、钙、铁，具有促进消化、降血压、抗凝血的功效，民间有"三月三，荠菜当灵丹"的说法，荠菜豆腐羹是上海传统名菜之一；**草头**，富含维生素C、维生素E、胡萝卜素，具有清内热、清脾胃、助消化的作用，一道酒香草头可谓是上海阳春三月里最讨喜的时令小菜。

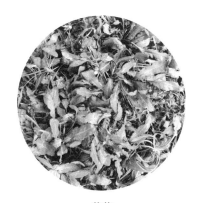

荠菜

꒰ 饮食特点

上海是一座"海纳百川，兼收并蓄"的城市，在传承了老上海本地特色的本帮菜的基础上，又与苏、锡、宁、徽、粤、京、川、闽、湘、豫、鲁、扬、潮等地方风味融合，山珍海味集海内外之精华，可谓名菜荟萃，形成了开放、创新、多元的海派饮食文化。

　　上海菜选料考究、刀工精妙、制作精细、火候恰当，遵循四时之序选用时令蔬菜，特别善烹四季河鲜，符合东方膳食模式中蔬果充足，水产品丰富的特点；上海菜常用红烧、煨、糟的烹饪方法，后为适应上海人喜食清淡的口味，逐渐转为烧、滑炒、生煸、蒸，融清淡素雅与浓油赤酱为一体，鲜美入味、咸鲜适口。

● **四季分明，选料精细**

　　上海菜讲究"应季而食，因时而适"。春季佳蔬正水嫩，春笋、荠菜、香椿头……一道腌笃鲜可谓是专属于春天的极致美味；夏日，离不开清爽开胃的卤味，糟卤毛豆、糟卤猪肚、糟卤虾、糟卤鸡爪……清爽与醇厚兼具，成为炎炎夏日里独特的舌尖美味；秋冬时节应进补，老鸭汤、咖喱牛肉汤、大闸蟹……

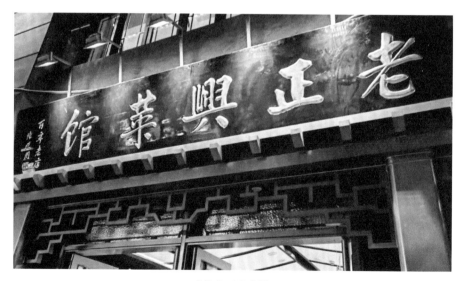

上海老正兴菜馆

每逢春节一道热气腾腾的全家福砂锅最能抚慰人心，寒意在氤氲的热气中消散，新的一年也在融融暖意里悄然到来。

上海人选料精细、善用食材。比如由上海老正兴菜馆独创的名菜"青鱼秃肺"，需活杀成熟乌青12条，取其鱼肝，炒成一盘，"壮如黄金，嫩如脑髓"。所以这道菜几乎不印在菜单上，属于"隐藏菜单"，每天仅限量供应，足见上海菜选料之精细。

• 海纳百川，融会贯通

上海菜的海纳百川在于包容与适应，只要是好吃的、食客喜爱的，上海菜便能与之交汇融合。上海的本帮菜来自三林、川沙、吴淞的农家菜肴，比如声名远扬的浦东"老八样"：扣走油肉、扣咸肉、扣鸡、扣三鲜、扣红烧鱼、扣三丝、扣蛋卷和肉皮汤。1843年开埠后，上海成为商贾云集、贸易繁荣之地，一时菜馆林立、百菜云集、中外荟萃、十里飘香。

徽菜于清初入沪因徽商的发展而壮大，淮扬菜为上海菜增添一份新鲜平和，京菜为上海菜带来一抹浓厚质感，苏锡菜构成了本帮菜的底色，广东菜精致新颖成为高级宴席上不可或缺的佳肴。在这里，不仅汇聚了中国极具代表性与影响力的菜系，更能足不出户品尝世界各地的佳肴美味。"罗宋汤"便是由俄式红菜汤演变而来，形成独具海派特色的酸中带甜、甜中飘香、肥而不腻、鲜滑爽口的海派罗宋汤。上海菜的传承发展、各地菜系的交织融合、全球佳肴的碰撞更新，共同奠定了本帮菜的基石，塑造了上海饮食里包容并蓄、海纳百川的气质。

⟩ 特色美食

上海菜善烹时令蔬菜、河鲜、海鲜、禽、畜，菜品兼具朴实素雅与浓厚醇香，且受世界饮食潮流趋向于健康、低糖、低脂的影响，很多上海菜减少了油、糖的投放量，传统的浓油赤酱中融入了清淡素雅，使本帮菜更加符合现代人的饮食口味。

腌笃鲜属于江南地区特色菜肴，源于徽菜，现是上海本帮菜。"腌笃鲜"三字各有含义，"腌"代表腌制的咸肉，"笃"代表小火炖煮，"鲜"代表新鲜的肉。上海人在此基础上进行了改良，鲜肉和百叶结的加入使其更显鲜美醇厚；春笋味道清淡鲜嫩，营养丰富，富含蛋白质、钾、磷、铁等和多种维生素，膳食纤维含量也很高，常食可助消化、防便秘。使用炖煮的烹饪方式，汤汁的鲜味主要来自春笋与鲜肉，所以无须过多调味，这也符合"东方健康膳食模式"清淡少盐的特点。

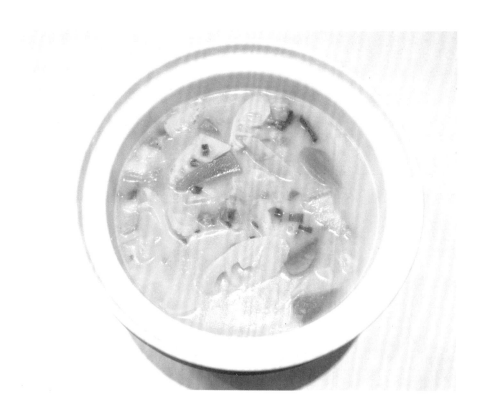

清炒螺蛳是上海家常菜之一，俗话说"清明螺，赛肥鹅"。每至上海春意融融，万物复苏，休眠的螺蛳也纷纷爬出泥土，此时的螺蛳尤为肥美。把螺蛳买回家水养一天，待螺蛳吐尽泥沙，第二天用老虎钳夹掉螺蛳屁股，用葱姜煸炒，烹入适量料酒，再放点生抽上色，一盘螺蛳就做好了。螺蛳富含蛋白质、维生素A、维生素B$_1$、维生素B$_2$、烟酸、钙、磷、镁等成分。清炒螺蛳做法便捷、简单美味，清炒又可保留螺蛳的鲜美，是符合"东方健康膳食模式"特点的本帮菜之一。

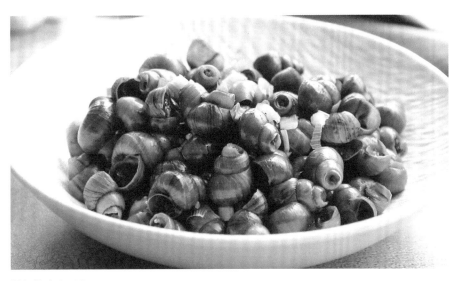

详细做法见P98

生煎包作为上海这座城市的传统小吃之一，体现了上海人对美食的追求和热爱。生煎包外皮金黄酥脆，内馅鲜嫩多汁，每一口都散发出诱人的香气。在面皮中包入猪肉馅，以小火煎至底部金黄后蒸煮，再继续煎至酥脆，最后撒上少许芝麻和葱花。一口咬下，酥皮轻薄且脆，肉汁鲜美，令人陶醉，其独特的口感和香气征服了无数人的味蕾。生煎包选用猪瘦肉和适量肥肉，有时也会搭配虾仁以增添鲜味。猪肉富

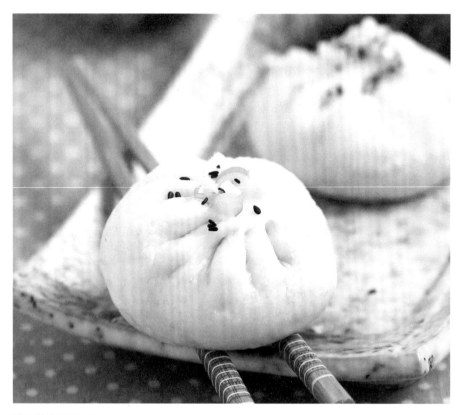

详细做法见P108

含蛋白质、维生素B_1、维生素B_6、硒、锌、磷、铁等多种维生素和矿物质，可以促进肌肉生长和维持肌肉水平，具有补肾养血，滋阴润燥的功效。

酒香草头是上海的传统家常菜，也是阳春三月里最讨喜的时令小菜。草头耐寒、抗旱、抗病虫害能力强，整个生长过程无须施化肥，是真正意义上的"绿色食品"。新鲜的草头炝点白酒大火一炒，十秒内快速出锅，除了盐，不多加其他调料，清淡美味、酒香四溢，鲜嫩碧绿的草头在白酒的激发下更显鲜甜清新、爽滑可口，传达着春天的生机与活力。

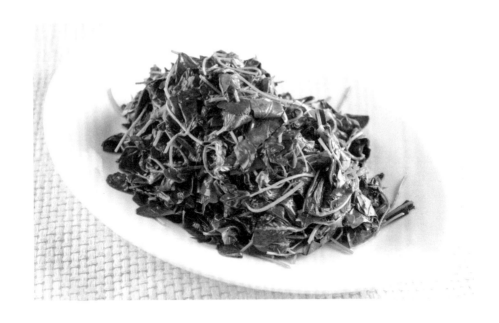

◆ 福建：赋予食物独特风味的开放性饮食

〉 当地特色食材

福建位于我国东南部，面临大海、背负群山、气候湿润、雨量充沛，这些都造就了闽菜独特的饮食特色。《福建通志》中"茶笋山木之饶遍天下""鱼盐蜃蛤匹富齐青""两信潮生海接天，鱼虾入市不论钱""蛙蚶蚌蛤西施舌，人馔甘鲜海味多"等诗句，无不体现了福建的丰富饮食资源。

海鲜

福建当地菜市场中的特色水产类有莆田花蛤、连江鲍鱼、桐江鲈鱼等。莆田花蛤肉质软嫩鲜甜，含有丰富的蛋白质，脂肪含量低，而且还含有多种维生素（如维生素A、维生素B_1、维生素B_2）和矿物质（如铁、锌、硒）；连江鲍鱼是福州当地常见的海产品，肉质肥厚、高蛋白质、低脂肪，还含有维生素A、钾、锌等营养物质，具有调节免疫力的功效；桐江鲈鱼在明代时期与黄河鲤鱼、长江鲥鱼、太湖银鱼并称为中国"四大名鱼"，除了富含蛋白质，鲈鱼还含有维生素A、B族维生素和多种矿物质，据《本草纲目》记载："鲈鱼性甘温，有益筋骨、健肠胃、加快愈合伤口之功能。鳃性甘平，有止咳化痰之功效。"

蔬菜　福建属于亚热带季风气候，温暖湿润，而且阳光充足、雨量充沛，适合种植多种作物。福建的特色蔬菜包括云霄蕹菜、东山芦笋、漳平青仁乌豆。

云霄蕹菜，蕹菜有多种叫法，如在广东叫作"通菜"，在四川或江苏叫作"藤藤菜"，还有一种普遍的说法，那就是"空心菜"。其一般在夏秋季种植，耐高温、高湿，生长速度快、产量高，口感柔嫩，含有多种营养成分，钙含量比牛奶还高，且含有丰富的胡萝卜素。

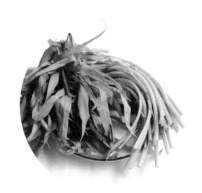

蕹菜（空心菜）

东山芦笋的笋条为乳白色，就像一根"白玉簪"。东山芦笋富含膳食纤维、B族维生素、硒等，对改善肠道健康有益。

漳平青仁乌豆外形为椭圆形，脐中带有一条白色小勾线，籽粒外皮黑而发亮，内仁碧绿，富含花青素、粗蛋白、可溶性膳食纤维。在《本草纲目》中仅用乌豆作单方治病的处方就超过50个，通常作为清凉性滋补强壮药应用。

除此之外，福建的山林溪涧也盛产闻名全国的顺昌竹荪、古田银耳和罗源秀珍菇等山珍美味。

顺昌竹荪因其独特的形状，也被称为"雪裙仙子"，滋味鲜美，营养丰富，被列为"草八珍"之一。竹荪富含多种氨基酸，包括人体必需的8种氨基酸，其中谷氨酸含量较丰富，这也是竹荪鲜美味道的主要来源，竹荪还含有丰富的活性多糖，具有调节免疫力的功效。

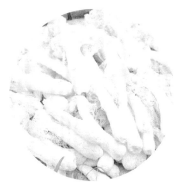

竹荪

古田银耳亮泽通透，含有蛋白质、膳食纤维、钙、磷、钾、B族维生素、维生素D等，营养价值高。

罗源秀珍菇因其独特的风味，又称作"味精菇"，是一种高蛋白、低脂肪的营养食材，蛋白质含量比白蘑菇、香菇、草菇更高，且含有赖氨酸、亮氨酸等人体必需氨基酸。

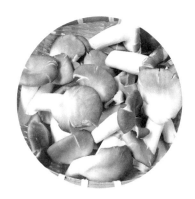

秀珍菇

⟩ 饮食特点

闽菜，是中国八大菜系之一，融合了中原汉族文化和当地越族文化的饮食特点。红曲以前就被中原地区人民作为烹饪调料，唐朝徐坚的《初学记》中记载："瓜州红曲，参糅相半，软滑膏润，入口流散。"红曲后被带入福建，有特殊香味的红曲成了烹饪时常用的调料，红色也就成为了闽菜烹饪美学中的主要色调，如红糟鱼、红糟鸡、红糟肉等。同时，福建是我国著名的侨乡，华侨从海外带回来的新品种食物和调味品，对丰富福建饮食文化、充实闽菜体系的内容，也产生了不容忽视的影响。闽菜在继承传统技艺的基础上，博采各路菜肴之精华，逐渐朝着精细、清淡、典雅的品格演变，从而使闽菜成为开放度高的独特菜系。

闽菜主要由闽东、闽南、闽西、闽北、闽中几种不同风味的地方菜组合而成。闽东菜是闽菜的主流，以福州菜为代表，除盛行于闽东外，也在闽北、闽中一带广为流传。其菜肴特点是清爽、鲜嫩、淡雅、偏酸甜，汤菜居多。闽东菜善用红糟为作料，尤其讲究调汤，给人"百汤百味"和糟香袭鼻之感，如"茸汤广肚""肉米鱼唇""鸡丝燕窝""鸡汤氽海蚌""煎糟鳗鱼""淡糟鲜竹蛏"等菜肴，均具有浓厚的地方色彩。闽南菜的特点是鲜醇、香嫩、清淡，讲究作料、善用香辣，在使用沙茶、芥末、橘汁等方面均有独到之处，如"东璧龙珠""沙茶牛肉""芥辣鸡丝"等菜肴。闽西菜盛行于客家话地区，其菜肴特点是鲜润、浓香、醇厚，以烹制山珍见长，善用辣椒、生姜等，但略偏咸、偏油。

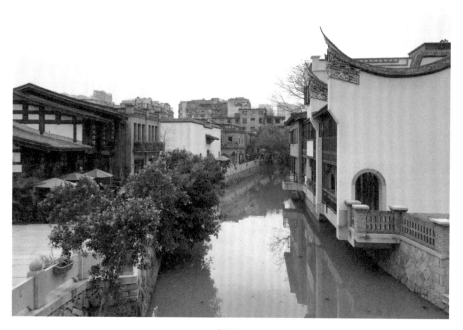

福州

闽菜的烹饪技艺，既继承了我国烹饪技艺的优良传统，又具有浓厚的南国特色。尽管各路菜肴各有特色，但仍为完整而统一的体系。概括而言，闽菜烹饪有以下四个鲜明的特征。

① **刀工严谨，入趣菜中**。闽菜刀工有剞花如荔、切丝如发、片薄如纸的美称，如"鸡蓉金丝笋"，整体口感鲜润爽口。

② **汤菜居多，滋味清鲜**。汤菜在闽菜中占重要地位，这也是区别于其他菜系的明显标志之一。这种烹饪特征与福建丰富的海产资源关系密切。在繁多的烹调方法中，汤最能体现菜的本味，因此闽菜"重汤"或"无汤不行"。如"鸡汤氽海蚌"，汤清如水，回味无穷。

③ **调味奇异，甘美芳香**。闽菜的调味偏甜、酸、淡。这一特征的形成，与食材选择有关。闽菜善用糖，甜去腥膻；巧用醋，酸能爽口；味清淡，可保留食材的本味。闽菜厨师在长期的实践中积累了丰富的经验，根据食材、烹调方法不同，调味时坚持做到投料准、时间准、次序准、口味准，构成闽菜别具一格的风味，如"淡糟香螺片""醉糟鸡"等，以清鲜、不腻为主色调，令人回味无穷。

④ **烹调细腻，丰富多彩**。闽菜烹调方法多样，有熘、焖、氽、炒、蒸、煨等。如"扳指干贝"，是将白萝卜制成形似"扳指"（福州评话演员用以击锣的一种戒指）的圆筒，中间填入干贝，蒸制而成。

福建居民超重/肥胖发生率和重大慢性病（心脑血管疾病、癌症、糖尿病和慢性呼吸系统疾病）的过早死亡率均较低。这种健康效益很大部分得益于当地优良的饮食结构。闽菜具有食物多样、水产品丰富，饮食清淡等特点，符合"东方健康膳食模式"。

ᔰ 特色美食

闽菜因其地理优势和饮食文化的特点，以烹制山珍海味而著称，善用红糟、沙茶等作料，赋予食物独特的香气。

佛跳墙，又名福寿全、坛烧八宝，是福建省福州市的名肴，也是坛煨菜肴的代表，被誉为"天下第一汤"。佛跳墙的原料至少有18种之多，如鲍鱼、海参、鱼唇、干贝、花胶、冬菇、蹄筋、冬笋等，荤素搭配，各种滋味相互渗透。该菜品含有非常丰富的蛋白质、铁等营养成分，利于人体造血功能；富含胶原蛋白，有助于延缓皮肤衰老；含有多种活性成分、矿物质和不饱和脂肪酸，有助于保护心血管，预防动脉硬化。身体比较瘦弱或者是久病初愈的人群，可以适当吃一些佛跳墙，能补充身体所需营养并调节免疫力。

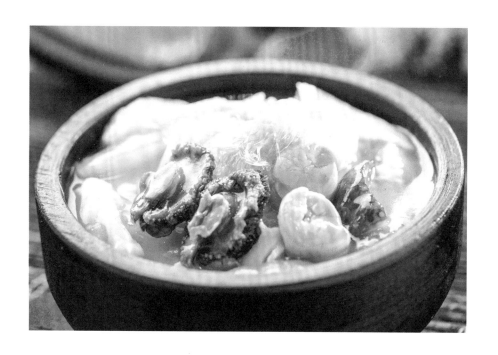

福
州
鱼
丸

福州鱼丸是一道传统地方名菜，其味道鲜美、色泽洁白、质嫩滑润、富有弹性，深受广大食客的喜爱。福州鱼丸通常用鳗鱼、鲛鱼等新鲜海鱼或河鱼剁成鱼糜，加淀粉、蛋清等搅拌均匀，再包以猪肉馅等，制成丸状并配以猪骨汤及胡椒粉调味。福州鱼丸的历史可追溯至秦朝，现已成为闽文化的一张饮食名片。该菜品含有丰富的镁，对心血管系统有益；还富含维生素A、铁、钙、磷等，具有滋补健胃、利水消肿、通乳、清热解毒的功效。

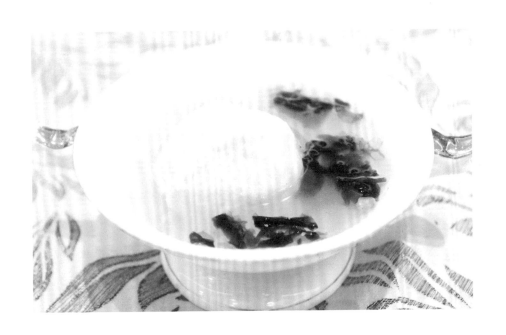

红
糟
鸡

红糟鸡是闽菜系的一道特色传统名菜，也是福州人餐桌上的家常菜，红色诱人的外观，加上滑嫩的鸡肉、脆韧的鸡皮，令人食欲大开。红糟也叫红曲，是福建当地人自酿的一种酒糟，其不仅具有独特的香味和天然的红色色泽，还具有防腐去腥的作用。用红糟作为调料烹制菜肴，是闽菜的一大特色。这道菜含有较丰富的蛋白质、钙、磷、铁等，具有温中益气、健脾胃、助消化、活血脉的功效，有助于降压、降脂。

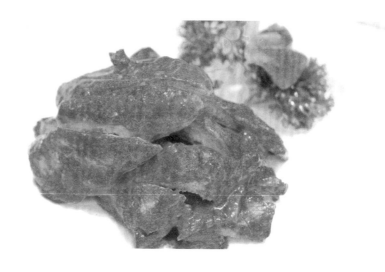

鸡汤氽海蚌

鸡汤氽海蚌是福州的一道特色名菜，属于闽菜系。此菜鸡汤清澈见底，蚌肉如水中芙蓉，脆嫩鲜美，味道极佳。其使用漳港海蚌、鸡肉作为主料，配以牛肉、猪里脊等辅料烹制而成。原料主要来自漳港海蚌，在长乐沿海生长的海蚌，个大、口感好，营养丰富。海蚌具有高蛋白、低脂肪、富含多种人体所需矿物质的营养特点，除此之外，蚌肉还含有不饱和脂肪酸，具有降低胆固醇的作用。中医认为，蚌肉性寒，味咸，有滋阴、化痰、软坚、利水的功效。

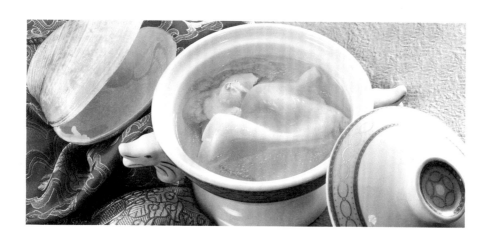

◆ 广东：追求清淡、鲜嫩、本味的味蕾盛宴

〉 当地特色食材

广东地处南岭以南，属于热带、亚热带季风气候，地貌类型多样，有平原、丘陵、山地、江河湖海。广州自古以来就是中国对外贸易的重要之地，更是海上"丝绸之路"的始发地。在这样的地理与社会环境下，当传承千年的本地风味，与中原菜系、西方菜系不期而遇，形成了开放多元、多滋多味的饮食体系。

粤北，主要为河源、梅州、云浮、清远、韶关五市。粤北地区山高林密、土地丰沃、雨水充沛，动植物资源丰富，自古以来就是广东人天然的"食库"和"粮仓"。**清远鸡**是粤北的一种重要食材，其肉质鲜美，富含蛋白质、钙、镁、铁等多种矿物质及维生素，有强身健体、解疲劳的功效。

粤东与粤西在饮食习惯上大同小异，因其历史演进与地理环境相似，所以在饮食上也有很多相似之处。例如，这两处都临近大洋，因而水产丰富，菜系中不乏以新鲜**鱼、虾**为主的佳肴，形成了"无鱼不欢""餐餐有鱼"的饮食习惯。

粤中及广东南部主要包括中山、珠海、佛山、江门等，一年四季气候湿热，因而植物长势尤为喜人。其中，佛山南海的**大顶苦瓜**尤为出名，其较一般苦瓜肉厚，甜度也较高，是夏天佛山人降火的不二之选，在广东繁杂的汤料体系中有较高地位。

在广东，没去过菜市场的人不可能理

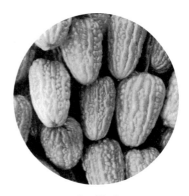

大顶苦瓜

解这座城市的性格。广东人对菜市场的爱，也体现出其对生活的热爱。天还没亮，一盏盏小灯首先照亮市场，摊贩们早早地准备迎接贩卖新鲜食材的一天。广东菜市场品类繁多。

潮汕苦刺是一种独具特色的蔬菜，其枝条有刺，叶片小而尖。苦刺富含膳食纤维，还含有维生素B_1、维生素B_2、维生素C及胡萝卜素等多种维生素以及丰富的矿物质。作为潮汕人情有独钟的野菜，每逢初春清明时节，民间总要采摘新鲜苦刺与鱼丸、肉脎、母鸡一起炖汤喝，有清血、解毒、补气、滋养的功效。

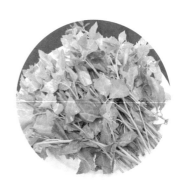

潮汕苦刺

鼠曲草，又称清明草，其花较小，苞片为黄色，簇拥成团；叶的两面有白色绒毛。鼠曲草富含胡萝卜素、B族维生素、植物化学物（如黄酮、生物碱、甾醇）等营养成分，具有缓解咳嗽，辅治感冒、气喘、支气管炎等疾病的功效，所以也被称作"止咳草"。初春时节，淫雨霏霏，潮汕地区的人们总喜欢用鼠曲草制成"清明粿"，其形似青团，又像饺子，散发着淡淡的清香，口感宜人。

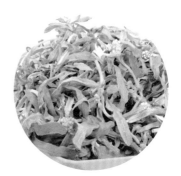

鼠曲草

马齿苋，叶扁平肥厚，形如马齿，富含钾、钙、磷、铁以及维生素E、维生素C、胡萝卜素等营养物质，值得一提的是，其ω-3脂肪酸含量较高，对降低血液胆固醇浓度、改善血管壁弹性有益。

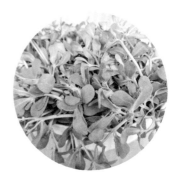

马齿苋

广东的夏季天气炎热，经常让人感觉食欲不振、四肢无力，而苦味、凉性的食物有利于清热泻火、解毒解暑。所以，广东人夏天常吃黄瓜、丝瓜、凉瓜、冬瓜、苦瓜等清热食物。

"秋者，揪也，物于此而揪敛"，立秋是秋季的开始，万物结实成形，收获的季节到来了。"立秋凉风至"通常是北方人才能体会到的幸福，南方往往还是"秋后一伏热死人"，盛夏余热未消，此时进补为时尚早，饮食仍以清淡、易消化为主，如莲藕、茭白、豆苗、丝瓜等食物。生藕能清热、生津、止渴，熟藕能健脾、开胃、益血，所以有"暑天宜生藕，秋

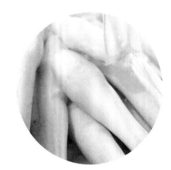

茭白

凉宜熟藕，生食宜鲜嫩，熟食宜壮老"的说法。此外，茭白也深受广东人的喜爱，它一般在秋季收获，此时口感最佳；茭白含有多种氨基酸、维生素E、钾等，味甘、微寒，具有祛热、生津、除湿的功效。

俗话说"今年冬令补，明年可打虎"，中医说"秋收冬藏"。冬季脾阳潜藏，是人体消化能力最强、进补最得力的时候。冬季多吃蔬菜一方面有利于消化，减轻脾胃的负担，另一方面能打通进补通道，达到"以通为补"的目的。俗话说"冬吃萝卜夏吃姜，不劳医生开药方"，白萝卜是冬季的时令蔬菜，也是养生的好食材。白萝卜性凉，味甘、辛，《日用本草》中就有白萝卜的记载，"熟食之，化痰消谷；生啖之，止渴宽中"。煮熟后白萝卜的味道变得甘甜柔和，性味偏平，清热生津却不会太寒凉，同时有较好的消食作用。除了白萝卜，入冬后芥菜也常出现在广东人的餐桌上，其味道鲜美、口感极佳，还有宣肺下气、消食祛滞的功效。

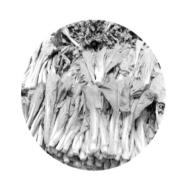

芥菜

海鲜湖鲜在广东美食中占据着极其重要的位置。一月宜吃白鲳鱼，肉厚刺少、肉质细嫩；二月宜吃生蚝；三月宜吃皮皮虾，春季正是最佳食用季节，此时的皮皮虾鲜甜嫩滑，蛋白质丰富；四月宜吃蛏子，蛏肉味道鲜美，富含多种营养素；五月宜吃马鲛鱼，鱼肉细嫩洁白，尾巴糯香，素有"鲳鱼嘴，马鲛尾"之说；六月宜吃海胆，海胆炒饭是沿海特色美食；七月宜吃鲍鱼，鲍鱼富含谷氨酸，味道鲜甜，是当之无愧的"餐桌黄金，海珍之冠"；八月宜吃石斑鱼，广东酒楼宴席的常客，味道无可挑剔；九月宜吃黄油蟹，如其名，以蟹黄饱满、油膏甘香著称，被称为"蟹中之王"；十月宜吃小鱿鱼，口感柔嫩鲜香，富含牛磺酸，可降低胆固

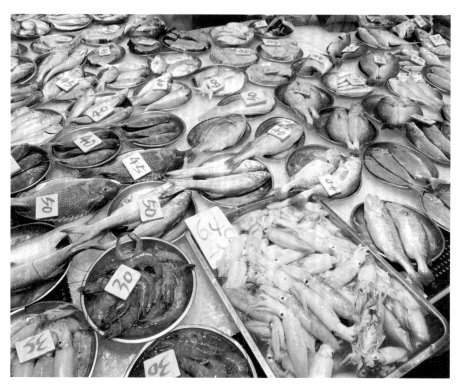

种类丰富的海鲜摊

醇，且对视力有益；十一月宜吃对虾，对虾味道鲜甜，且肉质松软、易消化，富含磷、钙、虾青素；十二月宜吃带鱼，带鱼作为中国四大海产之一，肉质紧实、刺少肉多。

饮食特点

粤菜，广东地区特有的风味菜系，其历史悠久，享誉国际，位列我国八大菜系，以其选料严格、做工精细、讲究因时选材、苛求原汁原味的特点而名扬天下。粤菜最直观的感受是较清淡，注重食材本身的口感而不是调味，主要体现为轻油轻荤，这也符合"东方健康膳食模式"的要求。历史上，粤菜承周天子"八珍"，袭南下汉人的中原风味，继客家、潮州、东江本地人民的饮食习惯，延西洋传来的独特口味，形成了"广州人食之研究，是甲于全国者"这一印象。而到了当代，粤菜更是享誉国外，名扬四海。2016年，世界著名的美食指南《米其林指南》第一次发布了上海地区的星级餐厅名单，其中选出的26家星级餐厅中有9家粤菜，上榜数量最多。

广东依山傍水，土地富饶，千百年来哺育着一代又一代广东人。粤菜按照地域划分为四部分——广州菜（即广府菜）、潮州菜（即潮汕菜）、客家菜（即东江菜）和高凉菜。四种菜系因其所属地域环境、社会文化、选用食材和制作理念的差异而各有特色。

广州菜 > 广州菜源于中原菜，其吸取了诸如周天子"八珍"等中原美食的特点，表现出"食不厌精，脍不厌细"。广州菜以煸炒为主，食材丰富，时令菜较多，注重食材的新鲜感与质量，少用葱姜蒜、不用辣椒等重口味调料，这符合广州气候适宜、偏暖湿的特点。

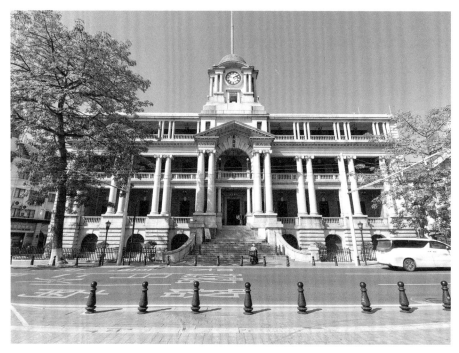

广州

潮州菜 >	潮州地区海岸线长，所以海鲜较多，这也造就了潮州菜精于烹制海鲜，选料考究、刀工精细，有数十种烹调方式，成品精致且较昂贵。主要名菜有潮州冻红蟹、清炖白鳝等，足见潮州菜对海鲜烹调的执念。潮州菜尤为重视食材的新鲜度与时令性，不同时令下所用食材有所区别，并且调味清淡，将海鲜的本味体现得淋漓尽致。
客家菜 >	客家菜的饮食特点是咸香且多肉、少水产。历史上，居住于山区的客家人因为长期需要干重体力活，加之咸菜较容易保存，所以客家菜往往会加入大量盐作为调料。此外，客家人多依山而居，客家菜中肉食较多而水产品较少，如梅菜扣肉、酿豆腐。客家菜烹饪方法多样，尤以煮、炖、熬、酿、焖等技法见长，这些烹饪方式很好地保留了食材的原汁原味，使得菜肴特点鲜明。

高凉菜 〉 高凉菜历史悠久，是粤西特有的地方风味菜。高凉地区因历史上的各种文化交流，变成了兼收并蓄、开放包容的菜系，也深远影响了广东其他三大菜系。高凉菜以清炖、水煮、白切、隔水蒸为主要烹饪方式，故成品菜肴口感较鲜嫩。代表菜有化州香油鸡、水蒸鸡等。

以上这四种菜系各有特点，整体来说，大部分的粤菜较少使用调味品，注重食材本身的口感，因时、因地制宜，用不同的烹饪方法将食物的味道、口感最完美地呈现出来。

〉 特色美食

粤菜在烹调上以炒、烩、煎、烤、焗著称，讲究鲜、嫩、爽、滑，口味上以生、脆、鲜、淡为主。曾有人概括，粤菜有"五滋"（香、松、臭、肥、浓）、"六味"（酸、甜、苦、咸、辣、鲜）之说。粤菜的特色美食数不胜数，且各有风味。

白斩鸡 白斩鸡是一道经典的粤菜，在南方菜系中普遍存在。白斩鸡始于清朝，为追求鸡的原汁原味，烹鸡时常不加调味，食用时则率性地随吃随斩，所以称作白"斩"鸡。白斩鸡色泽金黄、皮脆肉嫩、味道鲜美。要想做出好吃的白斩鸡，鸡的种类很重要，首选三黄鸡。鸡肉属于高蛋白食物，富含优质蛋白质，有助于调节免疫力、修复组织细胞、维持正常的生长发育及新陈代谢。同时，鸡肉有温中益气、补虚填精、健脾胃、活血脉、强筋骨的功效。

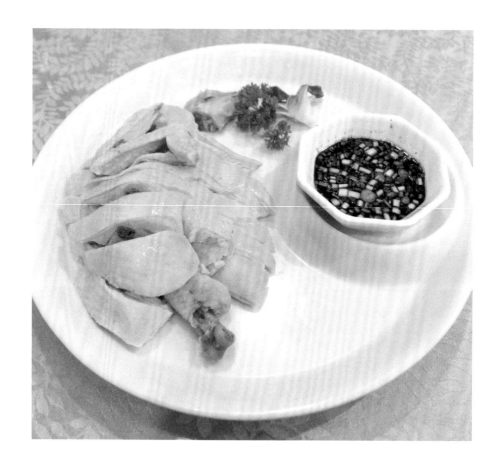

酿豆腐，是客家地区最具代表性的菜肴之一。传说，酿豆腐的原型是北方的饺子。因客家的中原移民思乡，岭南地区又少产麦，所以用豆腐替代面粉，将肉馅塞入豆腐中，犹如面皮裹着肉馅的饺子，以解思乡之情。酿豆腐的制作食材主要为豆腐、猪肉、大葱、香菇等。豆腐含有丰富的优质蛋白质、钙等，有助于降血脂、保护血管、预防心血管疾病，具有益气和中、生津润燥、清热解毒的功效；猪肉富含蛋白质、铁和B族维生素，可以改善缺铁性贫血，具有补肾养血、滋阴润燥的功效。

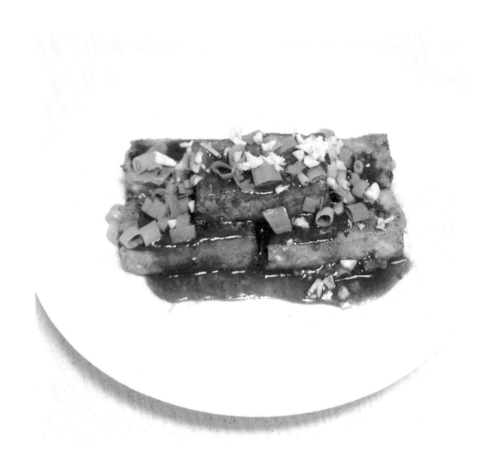

糯米鸡是粤菜中久负盛名的一道佳肴。相传，糯米鸡起源于广州
夜市，小贩向糯米中放入鸡肉、瑶柱、干虾、排骨、咸蛋黄、冬菇等
馅料后以碗盖着蒸熟，后期为方便贩卖，改为用荷叶包裹。糯米鸡分
量较大，几乎可以作为正餐让食客饱餐一顿，其鲜香四溢，令人久久
回味。糯米鸡中的糯米富含碳水化合物、B族维生素等营养成分，有健脾养胃、
补中益气的功效；鸡肉、排骨等馅料又富含蛋白质，这一片小小的荷叶中包着
大大的营养。

糯米鸡

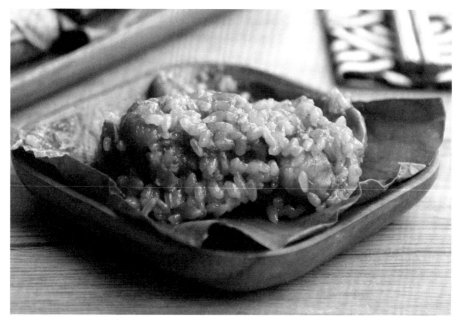

详细做法见P102

详细做法见P102

肠粉是广东名小吃的代表，由于其最初形状、大小与猪大肠相近，得名"猪肠粉"，简称"肠粉"。据记载，肠粉最早见于唐朝的泷州（今广东罗定），由当地一种名为"油味糍"的传统小吃演变而成。

肠粉

肠粉一般按其制作方式可以分为布拉肠粉和抽屉式肠粉。布拉肠粉用的是传统布拉工艺，指将米浆置于布上蒸成，蒸熟后将其从布面上拉下来；抽屉式肠粉则是指将米浆倒在肠粉机的抽屉盒里，蒸熟后用特制的铲子铲下来即可，目前广东街头售卖的肠粉，大多属于抽屉式肠粉。除了制作方式的不同，布拉肠粉的粉浆大部分是用黏米粉和玉米淀粉，而抽屉式肠粉的粉浆则是用纯米浆制成的。肠粉的主要馅料有鸡蛋、猪肉、牛肉、虾仁等，也可以加入绿叶蔬菜。肠粉的营养十分丰富，粉皮含有碳水化合物（淀粉），内馅含有蛋白质、维生素和矿物质，能有效促进人体代谢与发育，为身体提供能量。肠粉出品时要求做到油光闪亮，里边包裹的食材若隐若现，吃起来要爽滑可口，而调味也要直抵粤菜的灵魂——鲜，可谓"色香味俱全"。因此，肠粉是广东人"食不厌精，脍不厌细"最好的体现，镌刻着广东人对烹饪和食材的高品质、严要求。

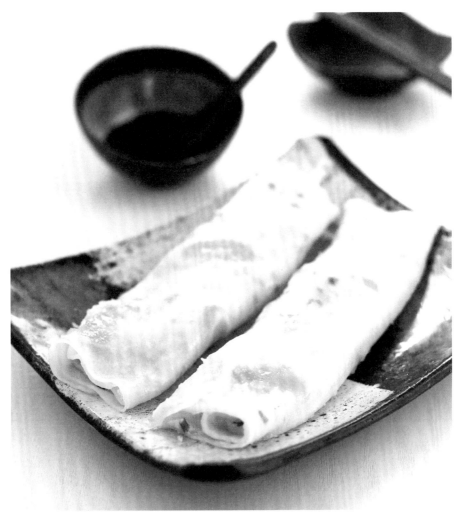

详细做法见P95

不一样的烟火气，一样的美味

膳食发源地	菜系特点	食材特点
江苏	江苏菜以低糖低盐、少油少辣为特点，讲究味原清淡、时令新鲜	四季时蔬不断，种类多样，水产畜禽搭配适宜，蔬果比较充足
浙江	浙菜制作上讲究选料精细、食材鲜活，遵循四时之序和食材季节时令，注重"两轻一清"	浙江水网密布，土地肥沃，盛产稻、麦、粟、菽、果蔬等，被称为"鱼米之乡"。以山鲜和海鲜为主
上海	上海是一座"海纳百川，兼收并蓄"的城市，在传承老上海本地特色的本帮菜的基础上，又与其他地方风味融合，形成了开放、创新、多元的海派饮食文化	上海菜遵循四时之序选用四季时令蔬菜及四季河鲜
福建	闽菜因其地理优势和饮食文化的特点，以烹制山珍海味而著称，善用红糟、沙茶等作料，赋予食物独特的香味	福建依山傍海，因而常选用山鲜与海鲜，发挥其独特风味。此外，闽菜中豆制品的地位也不容忽视
广东	粤菜以其选料严格、做工精细、讲究因时选材、苟求原汁原味的特点而名扬天下。粤菜给人最直观的感受是较清淡，更加注重呈现食材本身的口感	粤菜用料广博且讲究，格外注重食材的新鲜程度，主要食材包括海鲜、家禽、家畜、时令蔬果

三、

跟着做『东方健康膳食模式』，一周食谱

早餐

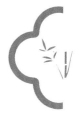

◇ 小馄饨

烹饪方式: 煮

材　　料: 15~20个馄饨。

调　　料: 香油、白胡椒粉、香菜碎各少许。

做　　法: 1. 汤碗中加入适量香油、白胡椒粉（可根据个人喜好加入香菜末）。

　　　　　2. 锅中水烧开，倒入自制或市售小馄饨，煮至小馄饨浮起，捞出。

　　　　　3. 在汤碗中倒入开水，盛入煮好的小馄饨，加入香菜碎即可。

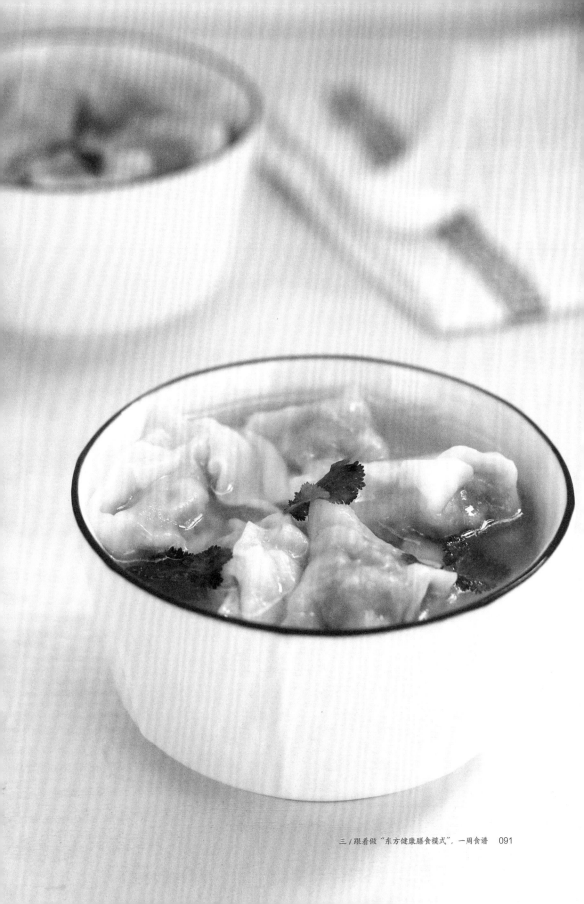

◇ 糍饭团

烹饪方式：蒸

材　　料：糯米100克，大米50克，梅菜笋丝70克，黄瓜10克，火腿肠1根。

做　　法：1. 黄瓜洗净，切条；糯米、大米洗净，浸泡4小时，按常规蒸米饭的方式
　　　　　　　 蒸熟。

　　　　　2. 竹帘上铺一层保鲜膜，将蒸好的糯米饭铺开在保鲜膜上。

　　　　　3. 依次铺上梅菜笋丝、黄瓜条、火腿肠，用力卷紧实，切段即可。

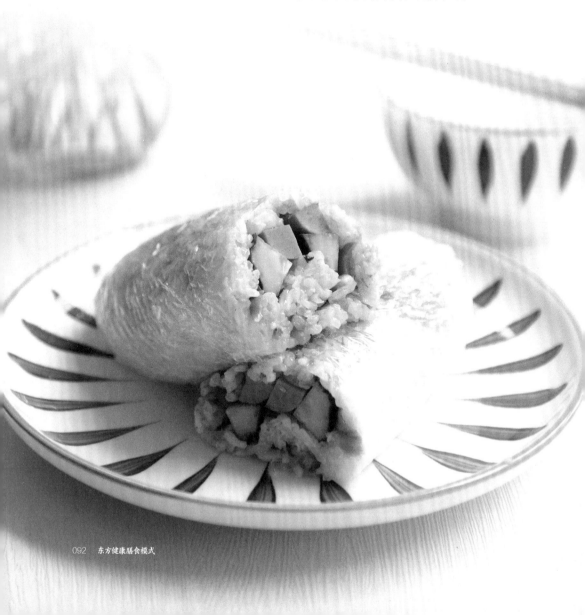

◇ 豆浆杂粮粥

烹饪方式：煮

材　　料：大米50克，小米30克，红豆20克，豆浆200克。

做　　法：1. 红豆浸泡2小时，与洗净的大米、小米混合，用电饭锅煮成黏稠的粥。

2. 粥中加入豆浆混匀煮开即可。

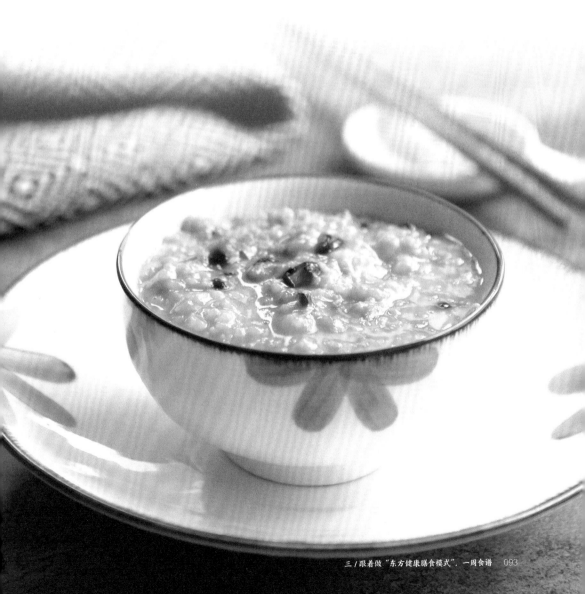

◇ 艇仔粥

烹饪方式：煮

材　　料：大米300克，虾、鱿鱼各100克，鸡蛋1个，油条适量。

调　　料：姜丝、葱花、盐、白胡椒粉各适量。

做　　法：1. 用清水浸泡大米约30分钟；鱿鱼去皮切丝；鸡蛋摊成饼并切丝，备用；虾洗净，去虾线；油条切小段。

　　　　　2. 熬煮米粥至黏稠，加入鱿鱼丝、虾、姜丝、盐和白胡椒粉调味；关火，加入蛋皮丝、油条段，用葱花点缀即可。

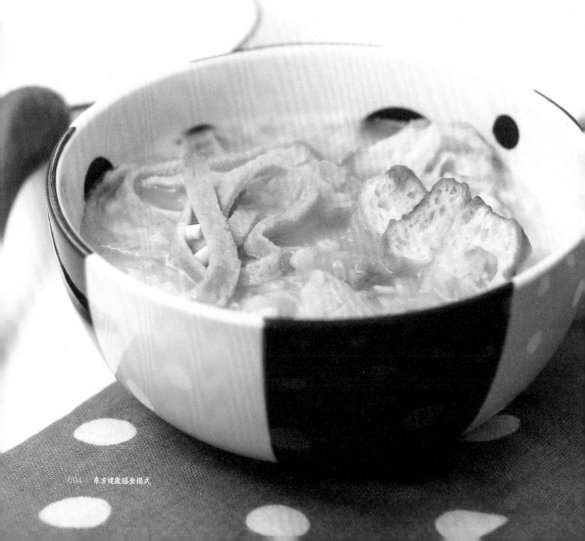

◇ 肠 粉

烹饪方式：蒸

材　　料：肠粉专用粉100克，纯净水250克，鸡蛋2个，生菜20克，广式腊肠半根。

调　　料：甜豉油、葱花各适量。

做　　法：1. 将肠粉专用粉加水混合均匀成粉浆；鸡蛋打散；生菜洗净、撕成小片；广式腊肠切片。

　　　　　2. 蒸锅大火上汽，舀一勺粉浆倒入不锈钢盘中，晃动使其均匀，淋入蛋液，放腊肠片、生菜和葱花，加盖大火蒸制1分钟即可，可以根据个人口味淋甜豉油。

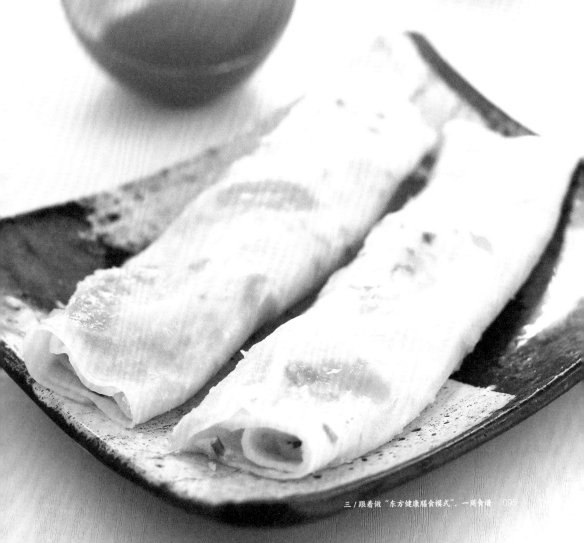

午餐和晚餐

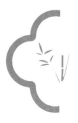

◆ **热菜** ————————————————————————

◇ **爆墨鱼花**

烹饪方式：炒

材　料：墨鱼花300克，芹菜400克。

调　料：蚝油、料酒各5克，生抽10克，盐、白糖、淀粉、姜片、葱、蒜片各适量。

做　法：1. 将芹菜和葱洗净，芹菜和葱白切小段。

2. 锅中烧水，煮沸，下墨鱼花和适量料酒，焯烫7~8秒后捞出控干水分。

3. 空碗中倒入蚝油、料酒、生抽、盐、白糖、淀粉和半碗清水，搅拌均匀制成料汁。

4. 热锅倒油，爆香姜片、蒜片和葱白段，加入墨鱼花快速翻炒，倒入芹菜段翻炒，倒入调好的料汁翻炒均匀即可。

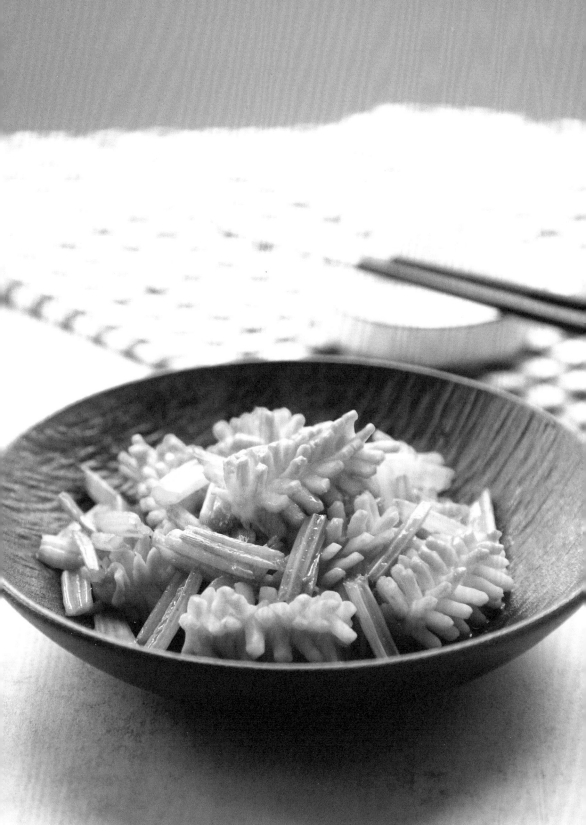

◇ 清炒螺蛳

烹饪方式：炒

材　　料：螺蛳500克。

调　　料：料酒、生抽各10克，姜片、蒜片、葱花各适量。

做　　法： 1. 将剪好、吐尽泥沙的螺蛳沥干备用。

2. 热锅倒油，将姜片和蒜片炒香，加入螺蛳翻炒1分钟，倒入料酒和生抽后继续翻炒，加一小碗开水，煮2分钟，撒上葱花即可。

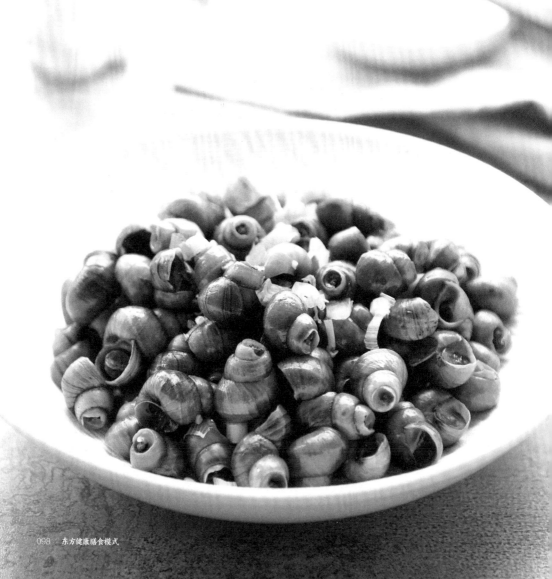

◇ 大煮干丝

烹饪方式：煮

材　　料：豆腐丝200克，虾仁100克，火腿丝、豆苗各适量。

调　　料：盐适量。

做　　法：1. 将豆腐丝用开水冲洗两遍，备用。

2. 将水煮开，放入豆腐丝，大火煮开转中火焖煮5分钟，后倒入火腿丝及虾仁，继续煮2分钟，加盐调味，放入豆苗，大火煮开即可。

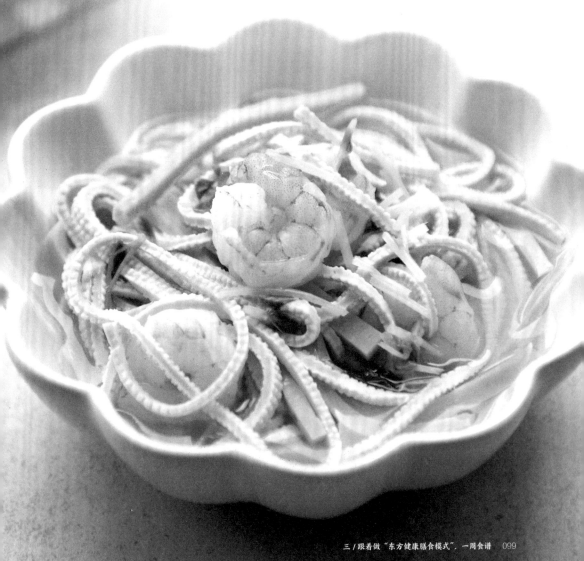

◇ 龙井虾仁

烹饪方式：炒

材　　料：虾仁300克，龙井茶叶5克，鸡蛋清1个。

调　　料：料酒5克，白胡椒粉、淀粉、盐各适量。

做　　法：1. 虾仁洗净，去虾线，用厨房纸蘸干水分，加料酒、白胡椒粉、盐、鸡蛋清
　　　　　　　 和淀粉，抓匀腌制半小时。

　　　　　　2. 用热水冲泡龙井茶，尽量泡得浓一些。

　　　　　　3. 热油锅，油温五成热时下入虾仁，待虾仁变色后转大火，倒入茶汤及茶
　　　　　　　 叶，翻炒几下，加盐调味即可。

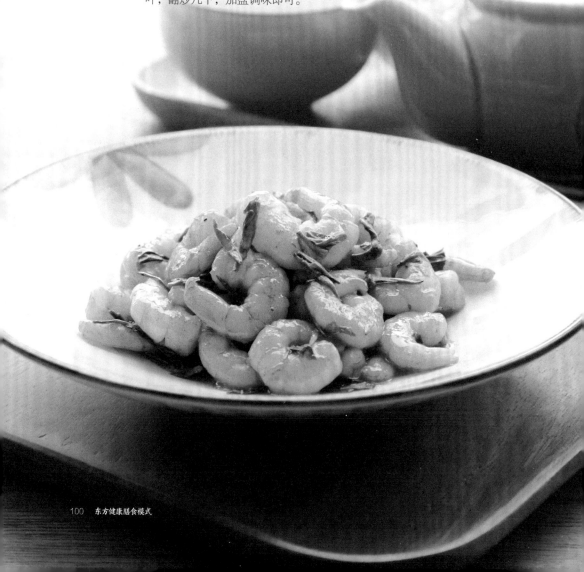

◇ 白萝卜炖牛腩

烹饪方式：炖

材　　料：牛腩400克，白萝卜250克。

调　　料：料酒、酱油各15克，姜片10克，大料4克，盐、胡椒粉各适量。

做　　法：1. 牛腩洗净后切块，焯烫，捞出备用；白萝卜洗净，去皮切块。

2. 锅中放入牛腩块、料酒、酱油、姜片、大料和清水，小火炖1小时，加入白萝卜块后再炖半小时至白萝卜软烂，加盐、胡椒粉调味即可。

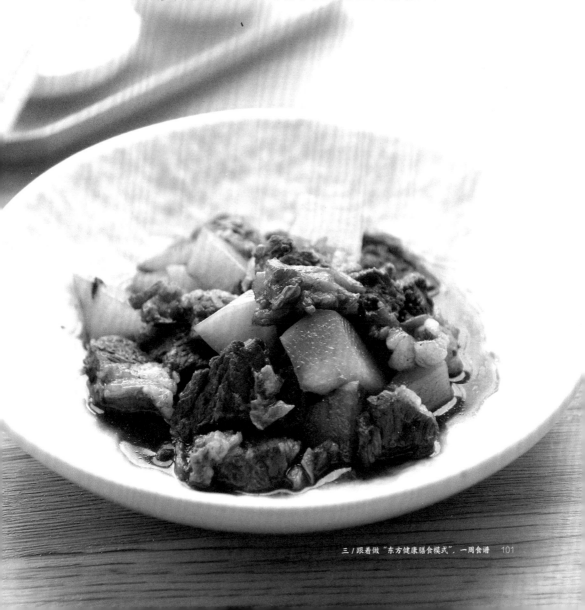

◇ 糯米鸡

烹饪方式：蒸

材　　料：鸡腿肉250克，糯米200克，鲜香菇2朵，荷叶1片。

调　　料：生抽、蚝油各5克，葱段、姜片、盐各适量。

做　　法：1. 鸡腿肉切块，加生抽、蚝油、盐、葱段、姜片腌制1夜；糯米洗净，浸泡；香菇洗净，焯水后切丁；荷叶洗净，撕成大小一致的2片备用。

2. 将腌制好的鸡肉块、糯米、香菇丁拌匀，用2片荷叶分别包起来，并用棉线捆实。

3. 锅内水烧开，将包好的糯米鸡放入锅中蒸40分钟即可。

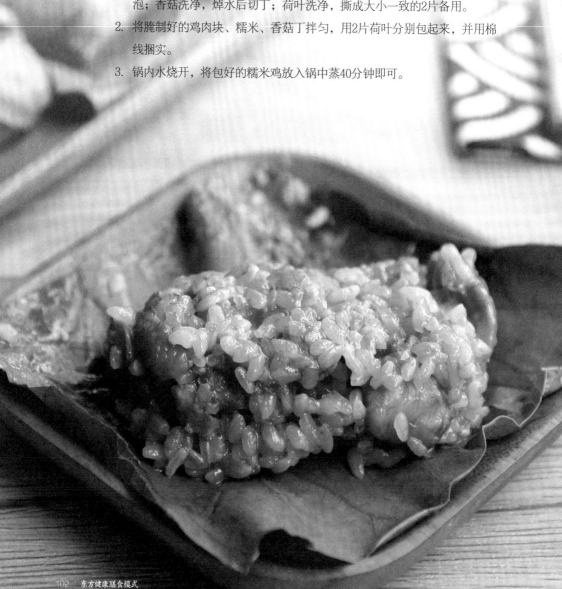

◇ 芦蒿炒香干

烹饪方式：炒

材　　料：芦蒿、豆腐干各200克。

调　　料：干辣椒段、生抽、盐、葱段、姜丝、蒜片各适量。

做　　法：1. 豆腐干切长条；芦蒿洗净，去掉叶子和老茎，切小段备用。

2. 锅中烧水，水开后放入豆腐干焯水，去除豆腥味，捞出控水备用。

3. 锅中放油，油热后放入干辣椒段爆香，放入葱段、姜丝、蒜片炒出香味，下豆腐干煸炒，倒入芦蒿段翻炒至断生，加生抽和盐调味即可。

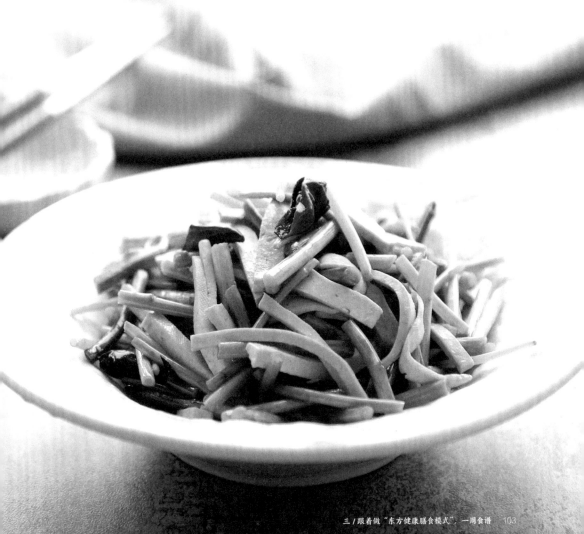

◇ 素炒荷塘三宝

烹饪方式：炒

材　　料：莲藕150克，菱角、荸荠各100克，柿子椒、红彩椒各10克。

调　　料：盐、白糖各适量。

做　　法：1. 将莲藕、菱角、荸荠洗净去皮，切薄片；柿子椒和红彩椒洗净后切小块。

　　　　　　2. 将莲藕片、菱角片、荸荠片放入沸水中快速焯水，捞起备用。

　　　　　　3. 锅热后加油，放柿子椒和红彩椒煸炒，倒入沥干水分的莲藕片、菱角片、荸荠片，加盐、白糖调味，快速翻炒几下即可。

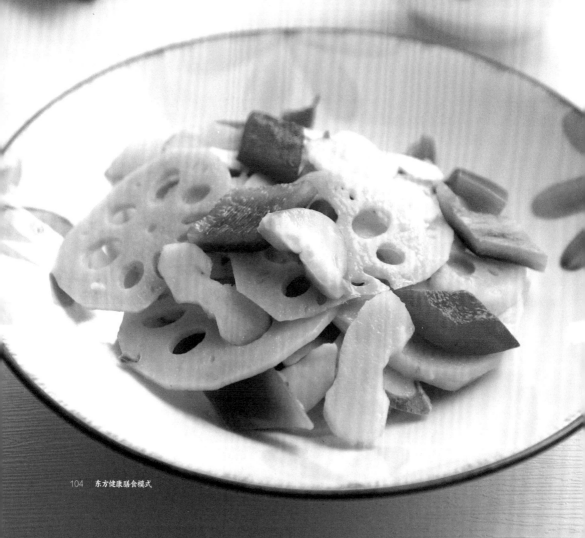

◆ 汤羹

◇ 莲藕排骨汤

烹饪方式：炖

材　料：猪排骨300克，莲藕200克。

调　料：葱段、姜片、料酒、盐、白胡椒粉各适量。

做　法：1. 猪排骨洗净，切块；莲藕洗净去皮，切块。

　　　　2. 锅内加水煮沸，放葱段、料酒、排骨块及部分姜片，焯去血水，捞出备用。

　　　　3. 锅内倒清水烧开，放排骨块、藕块及剩余姜片煮沸，转小火炖1.5小时，加入适量盐、白胡椒粉调味即可。

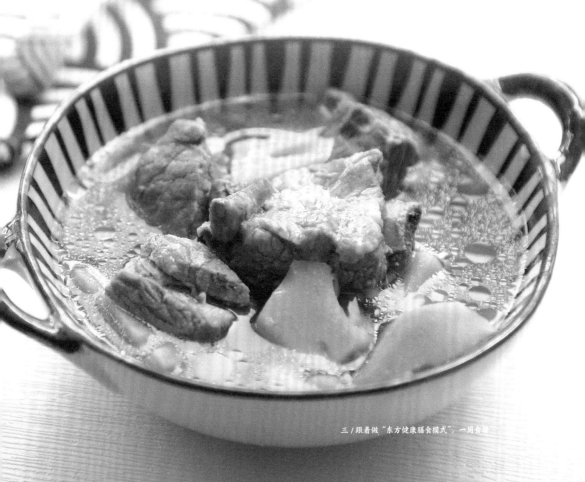

◇ 紫菜萝卜丝蛤蜊汤

烹饪方式：煮

材　　料：白萝卜300克，蛤蜊400克，紫菜少许。

调　　料：姜片、香菜末、盐、白胡椒粉、香油各适量。

做　　法：1. 白萝卜洗净，去皮切丝；蛤蜊用清水加盐浸泡1小时，洗净；紫菜撕成小块，加水浸泡5分钟，捞起备用。

　　　　　2. 锅内加水，冷水下姜片和蛤蜊，烧开后撇去浮沫，加入白萝卜丝煮1分钟左右，关火，放入紫菜，加适量盐、白胡椒粉调味，淋上香油，撒香菜末即可。

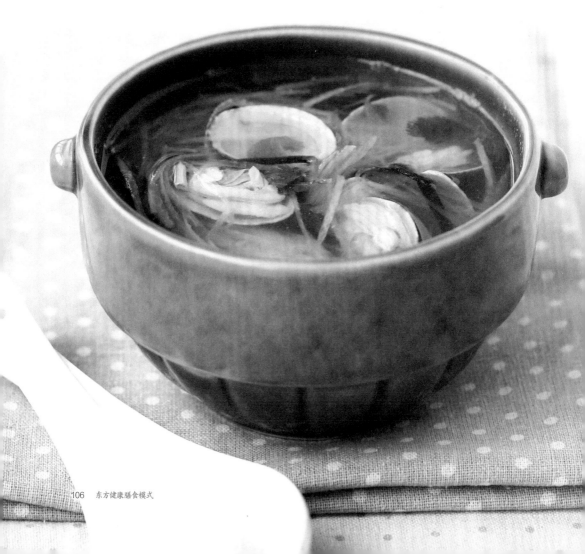

◇ 苋菜笋丝汤

烹饪方式：煮

材　　料：苋菜100克，冬笋80克，胡萝卜50克，水发香菇2朵。

调　　料：盐、姜末、香油各适量。

做　　法：1. 苋菜洗净；冬笋去皮洗净，切成细丝，焯水后沥干备用；胡萝卜洗净去皮，切丝；香菇切丝焯水。

　　　　　2. 油锅烧热，煸香姜末，放胡萝卜丝，倒适量清水烧开，放入冬笋丝、香菇丝、苋菜略煮，加盐调味，淋上香油即可。

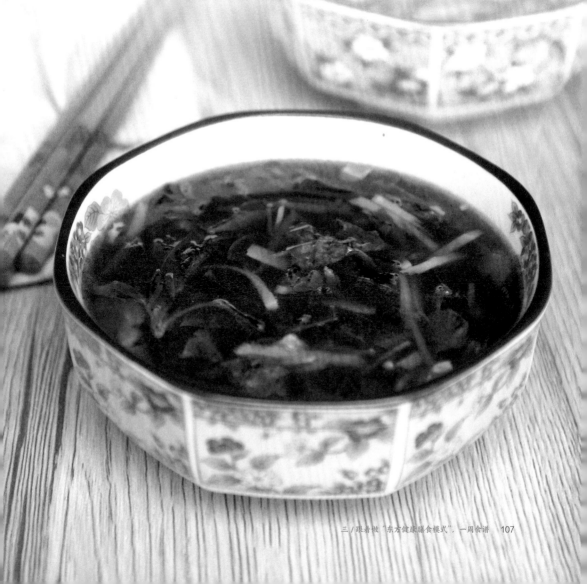

◆ 主食与小食

◇ 生煎包

烹饪方式：煎、焖

材　　料：中筋面粉200克，猪肉末200克，黑芝麻少许。

调　　料：料酒、生抽各2克，酵母、盐各1克，葱丝、姜丝、十三香、白胡椒粉、盐、白糖各适量。

做　　法：1. 将面粉、酵母、盐混合均匀，倒入适量清水，边倒边搅拌成面絮状，揉成表面光滑的面团，盖保鲜膜醒发30分钟。

2. 葱丝、姜丝泡入清水中，备用。

3. 碗中放入猪肉末，加料酒、生抽、十三香、白胡椒粉、盐、白糖、葱姜水，顺着一个方向搅拌均匀至上劲，即为肉馅。

4. 醒发好的面团揉面排气，表面刷上食用油，切成大小一致的剂子（约20克）。所有剂子用手按扁，擀成边缘薄中间厚的面皮。

5. 取一张面皮放一勺肉馅，按常规方法包包子。

6. 锅里放油，将包子放入锅中，二次发酵约20分钟至1.5倍大，中火煎至底部金黄。加一小碗清水没过包子的一半，盖盖小火焖8分钟，撒上黑芝麻、葱花，小火再焖2分钟即可。

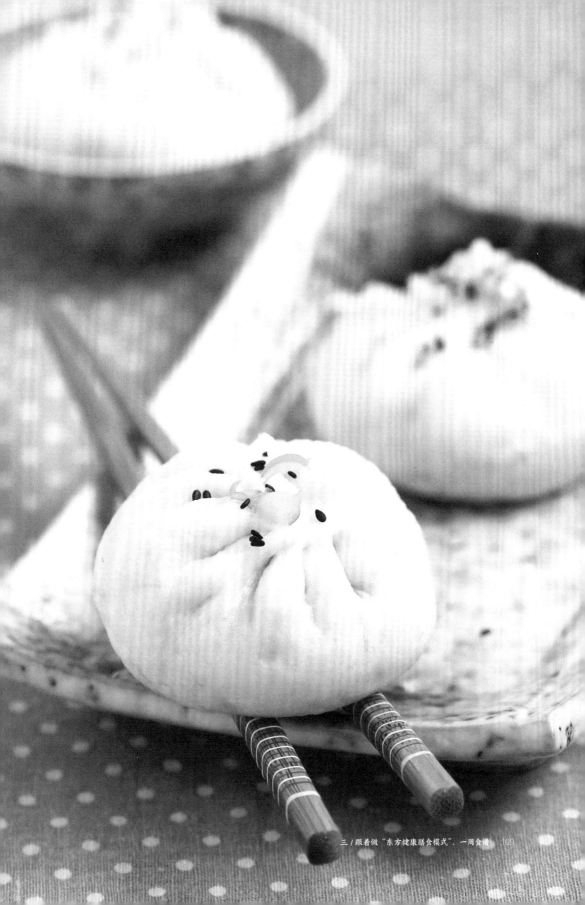

◇ 青团

烹饪方式：蒸

材　　料：艾草150克，糯米粉300克，澄面25克，豆沙、莲蓉各适量。

调　　料：白糖适量。

做　　法：1. 将艾叶焯水，挤干水分后加入适量水，捣碎成艾草汁，过滤备用。

2. 将澄面、食用油（7克）、沸水（25克）搅拌成团，加入糯米粉、白糖、艾草汁（250克）搅拌均匀，揉成面团，搓成长条，分成每个40克左右的剂子，搓圆，捏成碗形，放入豆沙、莲蓉后收口。

3. 蒸锅烧开水，放入青团转中火蒸8分钟，表面刷上适量食用油即可。

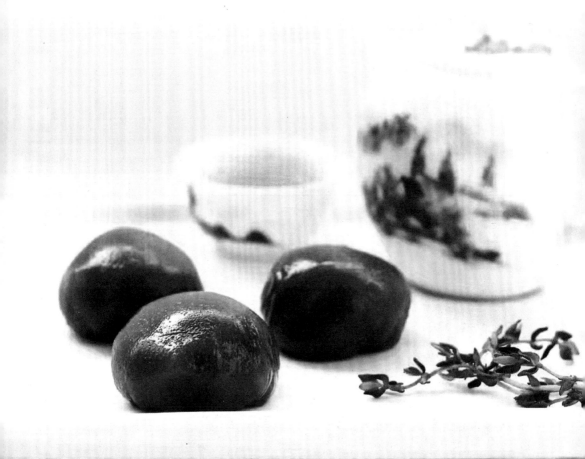

◇ 广式萝卜糕

烹饪方式: 炒、蒸、煎

材　　料: 黏米粉160克, 白萝卜1根 (约500克), 广式腊肠1根, 海米适量。

调　　料: 盐、白糖、白胡椒粉各适量。

做　　法: 1. 白萝卜洗净, 去皮刨丝; 广式腊肠切丁; 海米泡软, 切碎。

　　　　　2. 容器中加入黏米粉、盐、白糖、白胡椒粉和适量水, 搅拌均匀即为粉浆。

　　　　　3. 热锅加油, 炒香海米及腊肠丁, 盛出备用。

　　　　　4. 锅留底油, 倒入白萝卜丝翻炒变软, 关火, 将海米、腊肠丁和调制的粉浆迅速倒入锅中翻炒均匀。

　　　　　5. 取蒸盘, 抹少许食用油, 倒入锅中所有材料, 大火隔水蒸45分钟。待凉后切片煎制即可, 可备甜辣酱、酱油蘸食。

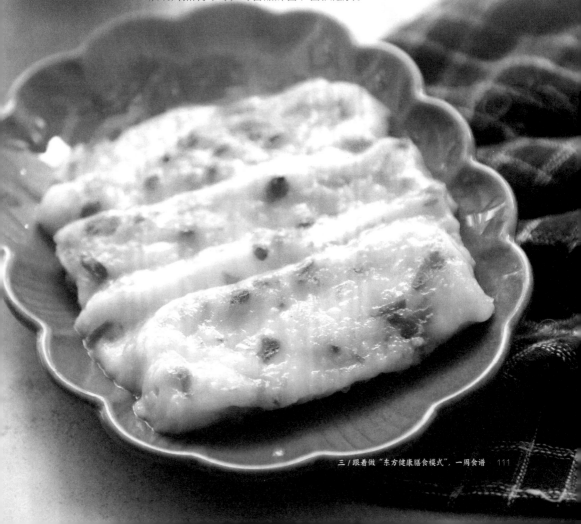

◇ 莲子百合红豆沙

烹饪方式：煮

材　　料：红豆200克，干莲子、干百合各30克。

调　　料：冰糖、陈皮各适量。

做　　法：1. 红豆泡一夜；干莲子、干百合提前1小时泡软。

2. 锅中倒适量水和陈皮，煮20分钟；用陈皮水煮泡好的红豆，约45分钟，直至红豆变软。将红豆筛成红豆沙，并倒回红豆汤中。

3. 用另一锅煮干莲子、干百合，直至绵软，加入冰糖煮化。

4. 将煮好的莲子、百合倒入煮红豆沙的锅中，继续煮20分钟即可。

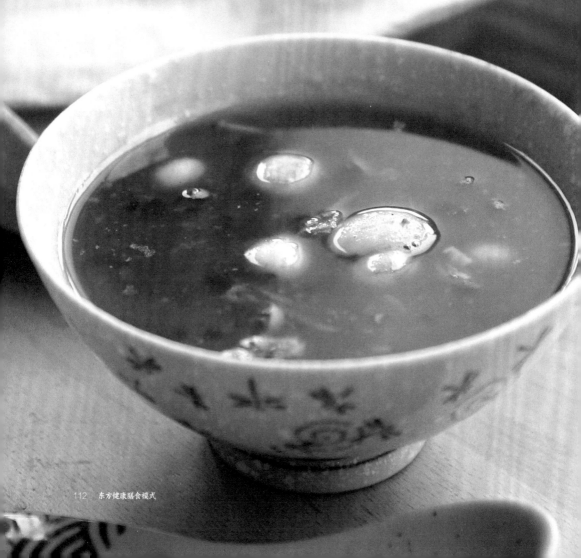

◆ 带饭族午餐

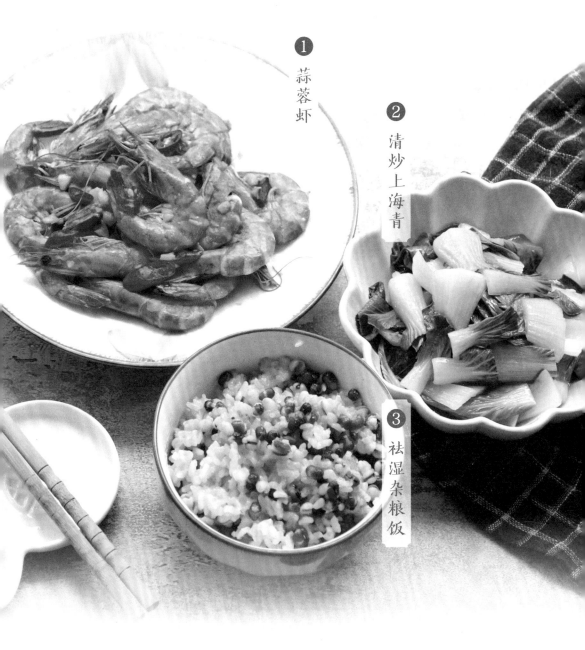

① 蒜蓉虾

② 清炒上海青

③ 祛湿杂粮饭

①蒜蓉虾

烹饪方式: 炒、焖

材　料: 虾200克, 蒜2瓣。

调　料: 姜片、小米辣、生抽、料酒、蚝油、盐、白糖各适量。

做　法: 1. 虾洗净, 去除虾线, 用料酒和姜片腌制10分钟; 蒜去皮, 洗净, 切末;
　　　　小米辣切小段。

　　　　2. 锅中倒油烧热, 下蒜末、姜片、小米辣段炒香, 倒入虾炒至变色, 加生
　　　　抽、蚝油、盐、白糖, 翻炒均匀, 倒入适量水, 小火焖2～3分钟即可。

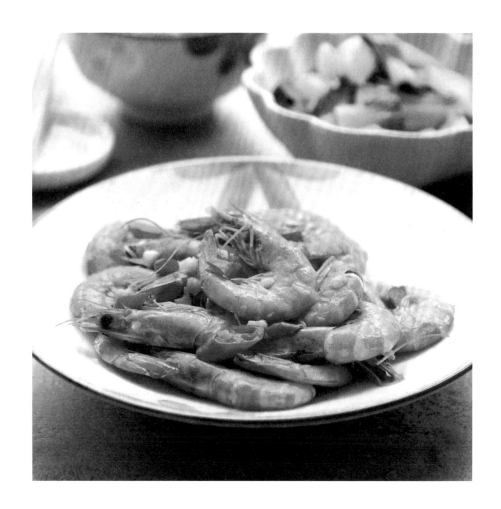

②清炒上海青

烹饪方式：炒

材　　料：上海青250克。

调　　料：花椒、盐各适量。

做　　法：1. 上海青洗净备用。

2. 锅中倒油烧热，加花椒爆香后去掉花椒，放入上海青、适量盐大火快速翻炒即可。

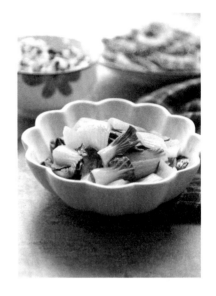

③祛湿杂粮饭

烹饪方式：煮

材　　料：大米100克，绿豆、薏米、糙米、小米各25克。

做　　法：提前将绿豆、薏米、糙米、小米泡3小时，之后和淘洗好的大米混合，倒入适量水，用电饭煲煮熟即可。

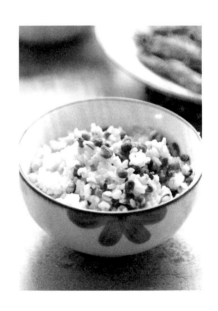

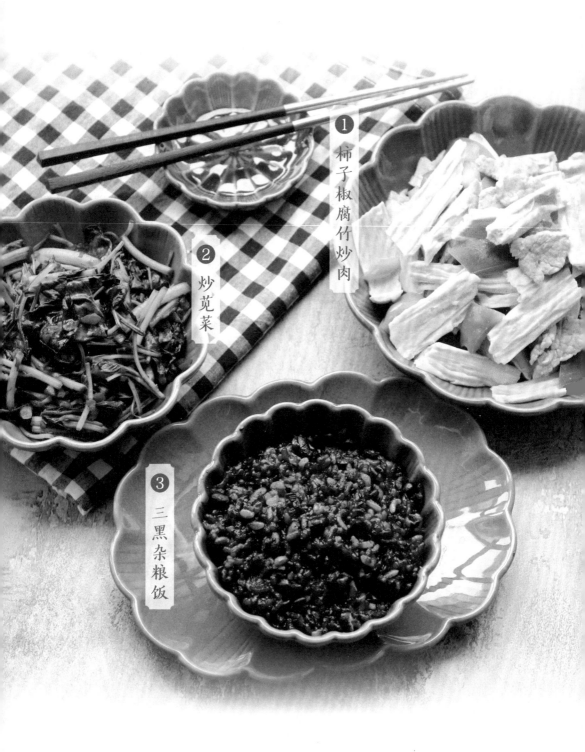

① 柿子椒腐竹炒肉

② 炒苋菜

③ 三黑杂粮饭

①柿子椒腐竹炒肉

烹饪方式：炒

材　　料：干腐竹100克，柿子椒1个，猪肉150克。

调　　料：姜片、盐、白糖、生抽各少许。

做　　法：1. 将干腐竹泡发，切小段；猪肉洗净，切薄片；柿子椒洗净，切小块。

2. 锅中热油，放姜片爆香，加猪肉片炒至变色，放入腐竹段、盐、白糖、生抽翻炒，加柿子椒炒至断生即可。

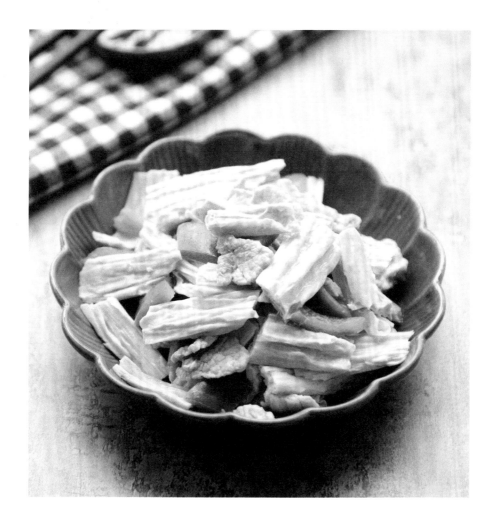

②炒苋菜

烹饪方式: 炒

材　　料: 苋菜400克。

调　　料: 蒜末、盐各适量。

做　　法: 1. 苋菜洗净切段。

　　　　　 2. 热锅加油，将蒜末爆香，倒入
　　　　　　　 苋菜段，加适量盐后翻炒均匀
　　　　　　　 即可。

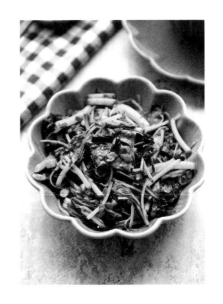

③三黑杂粮饭

烹饪方式: 煮

材　　料: 大米100克，糙米、黑芝麻、黑米、
　　　　　 黑豆各25克。

做　　法: 提前将糙米、黑米、黑豆泡软，
　　　　　 之后和淘洗好的大米、黑芝麻混
　　　　　 合，倒入适量水，用电饭煲煮熟
　　　　　 即可。

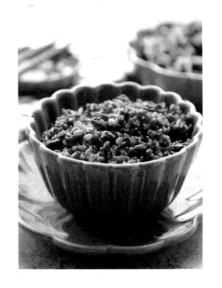

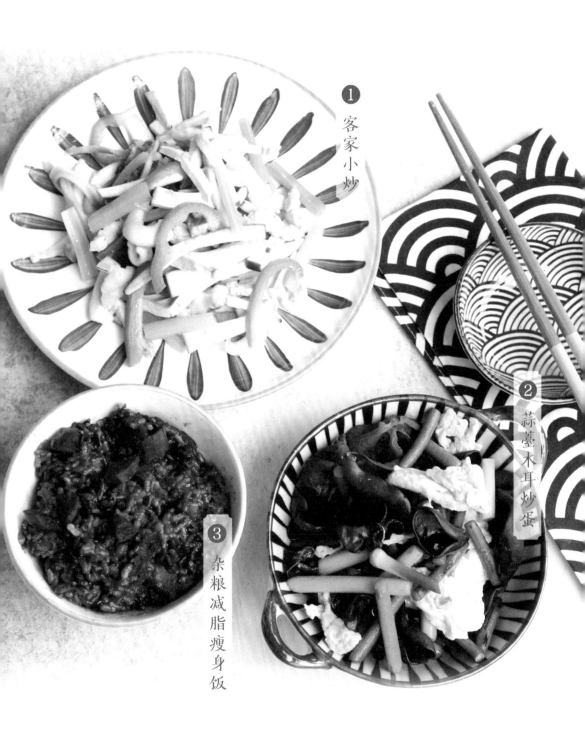

① 客家小炒

② 蒜薹木耳炒蛋

③ 杂粮减脂瘦身饭

①客家小炒

烹饪方式：炒

材　　料：鲜鱿鱼300克，五花肉、豆腐干、芹菜各100克，柿子椒50克。

调　　料：料酒、生抽各10克，蚝油5克，葱段、姜末、蒜末、盐、白糖各适量。

做　　法：1. 五花肉去皮，切丝；鱿鱼去外膜，开水焯烫后捞出切丝；豆腐干、柿子椒洗净切条；芹菜洗净切段。

2. 锅内倒油烧热，将葱段、姜末和蒜末爆香，放肉丝炒至表面金黄，加鱿鱼和豆腐干条翻炒，加入料酒、生抽、蚝油、白糖和适量清水，煮开后转小火，盖盖焖煮至汤汁快收干时加入芹菜段，加入盐，快速翻炒均匀即可。

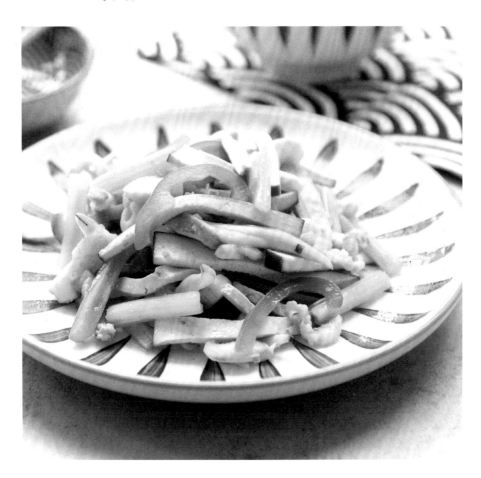

②蒜薹木耳炒蛋

烹饪方式：炒

材　　料：蒜薹200克，水发木耳100克，鸡
　　　　　蛋2个。

调　　料：盐、生抽各适量。

做　　法：1. 蒜薹洗净切段；木耳去蒂，撕
　　　　　　 成小块；鸡蛋打散。

　　　　　2. 油锅烧热，放入鸡蛋炒熟炒
　　　　　　 散，盛出备用。

　　　　　3. 锅留底油烧热，加入蒜薹段翻
　　　　　　 炒至九成熟，倒入木耳、生抽
　　　　　　 翻炒，加鸡蛋、盐炒匀即可。

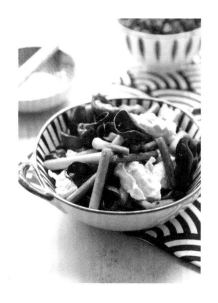

③杂粮减脂瘦身饭

烹饪方式：煮

材　　料：大米100克，紫米、红米、糙米、
　　　　　紫薯各25克。

做　　法：提前将紫米、红米、糙米浸泡3小
　　　　　时；紫薯洗净去皮，切成小块；和
　　　　　淘洗好的大米混合，倒入适量水，
　　　　　用电饭煲煮熟即可。

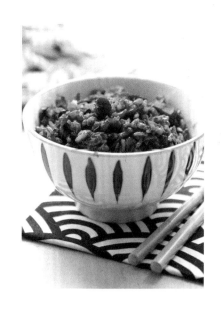

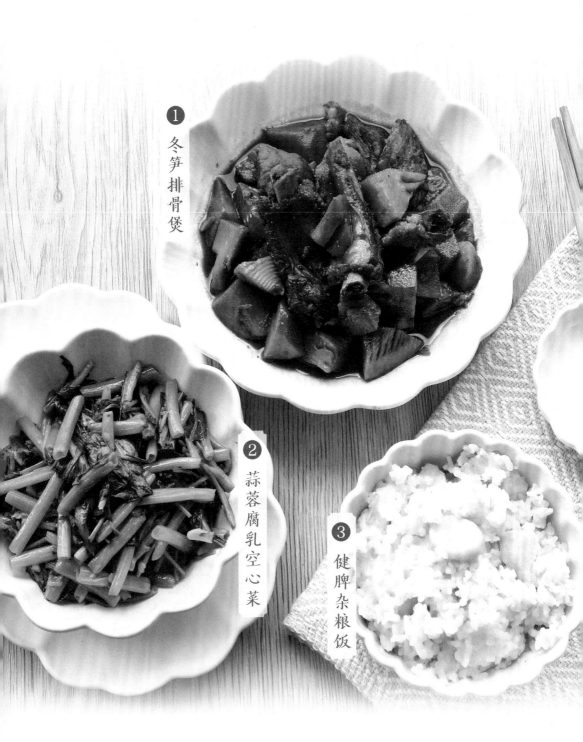

① 冬笋排骨煲

② 蒜蓉腐乳空心菜

③ 健脾杂粮饭

①冬笋排骨煲

烹饪方式：焖

材　　料：冬笋300克，排骨500克。

调　　料：料酒、老抽各10克，蚝油5克，姜片、蒜片、盐、白糖、香叶各适量。

做　　法：1. 排骨洗净、剁块，煮去血沫，捞出沥干；冬笋去皮、洗净，滚刀切块，
　　　　　　　焯水后沥干备用。

　　　　　　2. 热锅凉油，小火炒姜片和蒜片，放入排骨块，加料酒、老抽、蚝油煸炒
　　　　　　　3分钟，倒入没过排骨的热水，大火煮沸，撇去浮沫，加入冬笋块和香
　　　　　　　叶，转小火焖烧1小时至排骨熟烂，加白糖和盐调味，大火收汁即可。

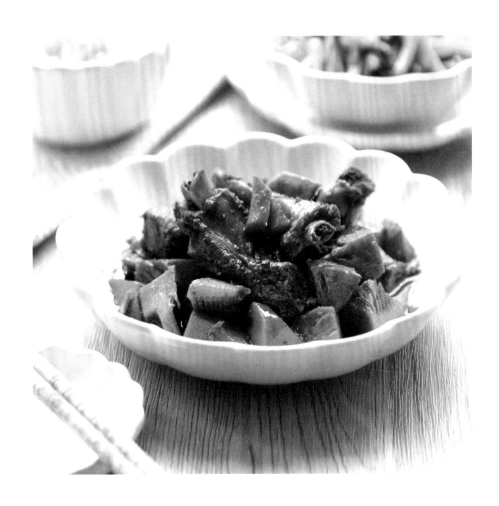

②蒜蓉腐乳空心菜

烹饪方式: 炒

材　　料: 空心菜250克。

调　　料: 蒜蓉、白腐乳各适量。

做　　法: 1. 空心菜洗净，去老梗，切段；
取适量白腐乳放入碗中，碾成泥，加适量饮用水调成稠腐乳汁。
2. 油锅烧至六成热，爆香蒜蓉，倒入空心菜梗翻炒约半分钟，加入菜叶和腐乳汁，翻炒均匀即可。

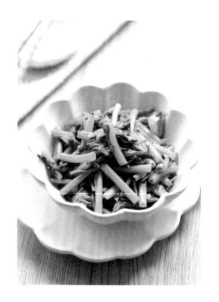

③健脾杂粮饭

烹饪方式: 煮

材　　料: 大米100克，山药、小米、玉米糁、燕麦米各25克。

做　　法: 提前将小米、玉米糁、燕麦米洗净浸泡3小时；山药洗净去皮，切片；大米淘洗干净。将所有材料混合，倒入适量水，用电饭煲煮熟即可。

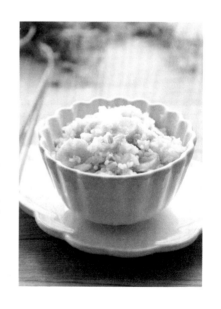

◇ 广式腊肠煲仔饭

烹饪方式：煮、煲

材　　料：大米200克，广式腊肠2根，油菜300克，鸡蛋1个。

调　　料：姜丝、生抽、蚝油、香油、白糖各适量。

做　　法：1. 广式腊肠切片；油菜洗净，开水焯烫，捞出备用。

　　　　　2. 大米淘洗干净后放入砂锅中，加适量水浸泡15分钟；向大米中加少许油，拌匀，将米饭焖煮至六七成熟，铺上腊肠片和姜丝继续焖煮。

　　　　　3. 将生抽、蚝油、香油、白糖、适量清水调成料汁。

　　　　　4. 闻到饭香时，打入一个鸡蛋，在锅边淋一圈油，淋上料汁，关火，盖盖闷2分钟，放上焯烫过的油菜即可。

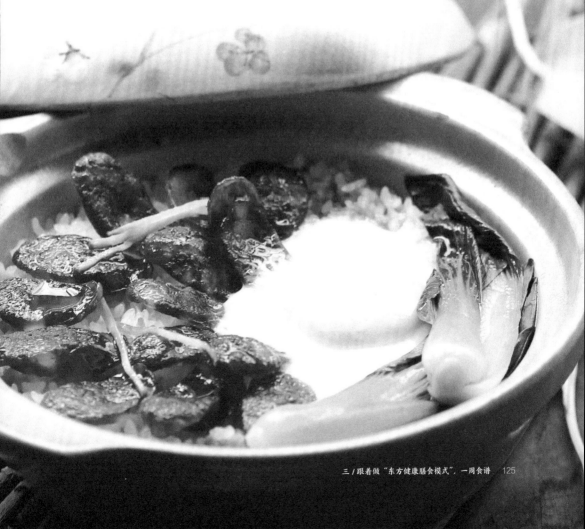

四、

那些关于『健康饮食』的是是非非

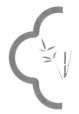

特殊人群怎么按照『东方健康膳食模式』吃

食物是人类获取营养、赖以生存和发展的物质基础，在生命的每一个阶段都应该科学选择食物、合理搭配膳食，预防和减少慢性病的发生。本书第一部分基于《中国居民膳食指南（2022）》给大家介绍了一般人群应该怎么吃，需要遵循什么原则。本节为第一部分的补充说明，介绍处于特殊生理/年龄阶段，包括备孕期、孕期及哺乳期女性、儿童、老年人的营养和膳食要点，以期为备孕期、孕期及哺乳期女性提供更好的营养指导，帮助处于快速生长期的儿童合理饮食，为适应老年人的生理变化和营养需要提供合理膳食安排。

◆ 备孕期、孕期、哺乳期女性的营养与膳食

⟩ 备孕期和孕期

为减少妊娠期并发症和早产等情况的发生，孕前应进行健康体检、保持正常体重、保证充足微量营养素的摄入，孕期应适量增加营养素的摄入、保持体重的适宜增长。《中国孕妇、乳母膳食指南（2022）》对处于备孕期、孕期以及哺乳期的女性提出了以下营养与膳食推荐和建议。

1．调整孕前体重至正常范围，保证孕期体重适宜增长：身体质量指数（BMI）[1] 18.5～23.9千克/米² 为正常，肥胖（BMI≥28.0千克/米²）或低体重（BMI＜18.5千克/米²）的女性建议通过饮食和运动调整体重至正常范围。孕期体重增长约12千克较适宜，孕前体重正常者增重8～14千克，低体重者增重11～16千克，超重者增重7～11千克，肥胖者增重5～9千克。

2．常吃含铁丰富的食物，选用碘盐，合理补充叶酸和维生素D：每日摄入瘦肉50～100克，每周摄入1～2次动物血或肝脏20～50克以满足机体对铁的需要；选用碘盐的同时每周摄入1～2次富含碘的海产品；备孕期及孕期每天补充400微克叶酸。每天接受阳光照射10～20分钟，若缺乏阳光或户外活动不足，可服用维生素D补充剂10微克/天。

3．孕吐严重者，可少量多餐，保证摄入含必需量碳水化合物的食物：孕吐较明显或食欲不佳者不必过于强调平衡膳食和规律进餐，可根据个人口味选用清淡适口、容易消化的食物，少食多餐，尽可能多地摄入食物，尤其是谷薯类食物，每天至少摄入含有130克碳水化合物的食物。

4．孕中晚期适量增加奶、鱼、禽、蛋、瘦肉的摄入：孕中晚期，奶的每日推荐量为

1　身体质量指数（BMI）＝体重（千克）÷身高的平方（米²）

300~500克；鱼、禽、蛋、肉的推荐量为150~200克（孕中期）和175~225克（孕晚期）。当孕妇增重过快时，可多食用鱼类而少食用禽畜类，最好每周食用深海鱼2~3次。

哺乳期

1. 食物多样不过量，坚持整个哺乳期营养均衡：保证食物种类多样，每天膳食应包括谷薯类、蔬果类、禽畜鱼蛋奶类、大豆坚果类食物，通过选择小分量食物、同类食物交换、粗细搭配、荤素双拼、色彩多样等方法达到食物多样，同时注意控制总能量的摄入。

2. 适量增加富含优质蛋白质及维生素A的动物性食品和海产品，选用碘盐，合理补充维生素D：哺乳期女性较一般成年女性每天蛋白质摄入应增加25克，每天选用3种以上的优质蛋白质，同时每周增选1~2次动物肝脏；选用碘盐的同时，建议每周摄入1~2次富含碘的海产品（如海带、紫菜、贻贝、海鱼等）；每天饮奶500毫升，同时摄入深绿色蔬菜、豆制品、虾皮、小鱼等含钙较丰富的食物，还应补充维生素D或晒太阳，增加钙的吸收和利用。

3. 多喝汤和水，限制浓茶和咖啡，忌烟酒：每日应比孕前增加1100毫升水的摄入，可多吃流质食物如鸡汤、鲜鱼汤、排骨汤、蔬菜汤、豆腐汤等，保证每餐均有带汤食物。婴儿3月龄内，乳母应避免喝含咖啡因的饮品；3个月后，乳母每天咖啡因摄入量应小于200毫克。

◆ 儿童的营养与膳食

⟆ 学龄前儿童

1. 食物多样，规律就餐，自主进食，培养健康饮食行为：建议学龄前儿童平均每天食物种类数达到12种以上，每周达到25种以上，其中调味品和烹调油不计算在内。具体到食物大类，谷薯类、杂豆类食物平均每天3种以上，每周5种以上；蔬果、菌藻类食物平均每天4种以上，每周10种以上；鱼、蛋、禽、畜肉类食物平均每天3种以上，每周5种以上；奶、大豆及坚果类食物平均每天有2种，每周5种以上。

2. 每天饮奶，足量饮水，合理选择零食：每天饮用300~500毫升奶或相当量的奶制品；不喝含糖饮料，首选凉白开；零食应安排在两次正餐之间，且不应影响正餐食欲，尽量选择奶制品、蔬果、坚果等作为零食，少吃高盐、高脂、高糖及含反式脂肪酸的食品。

3. 合理烹调，少调料少油炸：从小培养淡口味，控制调味品的用量，2~3岁儿童的食盐摄入量应小于2克，4~5岁儿童应小于3克。烹调方式宜采用蒸、煮、炖，少用炸、烤、煎等方式。

4. 参与食物选择与制作，增进对食物的认知和喜爱：尽可能为儿童创造更多感知和认识食物的机会，制作食物时增加儿童的参与度可提高其对食物的接受度及就餐的积极性，选购食物时让儿童参与其中可帮助其辨识食物。

5. 定期体格测量，保障健康成长：学龄前儿童每半年测量1次身高和体重，根据《5岁以下儿童生长状况判定》判断生长发育状况。

学龄儿童

1. **主动参与食物选择和制作，提高营养素养**：积极学习营养健康知识，安排学龄儿童到农田、菜园、市场、超市和厨房参与食物的选择和制作，掌握相关技能，做力所能及的家务。

---

2. **吃好早餐，合理选择零食，培养健康饮食行为**：早餐多样化，应包含谷薯类、蔬果类、动物性食物、大豆及坚果类中的三类及以上，早餐的食物量要充足，提供的能量和营养素应占全天的25%～30%；选择干净卫生、营养价值高、正餐不容易包含的食物作为零食，吃零食的时间不宜离正餐太近。

---

3. **每天饮奶，足量饮水，不喝含糖饮料，禁止饮酒**：每天应摄入300毫升及以上液体奶或相当量的奶制品。在温和气候条件下，轻体力活动水平的6岁儿童建议每天饮水800毫升，7～10岁儿童1000毫升；11～13岁男生每天饮水1300毫升，女生1100毫升；14～17岁男生每天饮水1400毫升，女生1200毫升。在天气炎热、大量运动、出汗较多时应适量增加饮水量，做到定时、少量多次饮水。建议不喝含糖饮料，不饮酒和含酒精的饮料。

---

4. **定期体格测量，保持体重适宜增长**：每周自测1次体重，每季度自测1次身高，根据《学龄儿童青少年营养不良筛查》标准判断生长发育状况。

◆ 老年人的营养与膳食

一般老年人（65～79岁）

1. **食物品种丰富，动物性食物充足，常吃大豆制品**：主食品种应多样化，除米、面制品外，还可选用杂粮谷物和薯类作为主食；努力做到餐餐有蔬菜；尽可能选择不同种类的水果，每种可以吃的量少些，种类多些；动物性食物换着吃，摄入总量应争取达到平均每天120~150克，其中鱼40~50克，畜禽肉40~50克，蛋类40~50克；吃不同种类的奶类和豆类食物，如奶粉、酸奶、奶酪、豆浆、豆腐、豆腐干等，每天牛奶的推荐量是300~400毫升或蛋白质含量相当的奶制品，大豆制品推荐量为15克大豆或相当量的豆制品。

2. 鼓励共同进餐，保持良好食欲，享受食物美味。家人、亲友应劝导、鼓励老年人一同挑选、制作、品尝食物，让老年人感受到关心和支持，保持良好的精神状态。

3. 积极户外活动，延缓肌肉衰减，保持适宜体重：应根据自身情况合理选择运动方式和运动时间，量力而行；体重不宜过低，BMI在20.0~26.9千克/米^{2}为宜，且不要采取极端措施让体重在短时间内产生大幅变化。

4. 定期健康体检，测评营养状况，预防营养缺乏：每年参加1~2次健康体检，平时可记录饮食情况，进行自我测评，及时纠正不健康的饮食行为。

高龄老人（80岁及以上）

1. 食物多样，鼓励多种方式进食：多吃鱼禽肉蛋奶和豆，适量蔬菜配水果。高龄老人应采用吃好三餐、少食多餐、规律进餐等方式保证充足的食物摄入，每次正餐占全天总能量的20%~25%，加餐占5%~10%，可采用三餐两点制或三餐三点制。

2. 选择质地细软，能量和营养素密度高的食物：多采用炖、煮、蒸、烩、焖、烧等烹调方式，用煮软烧烂、食物切小切碎、增加烹调时间、将坚果杂粮等磨末等方法制作质地细软、易消化的食物给高龄老人食用。

3. 关注体重丢失，定期营养筛查评估，预防营养不良：高龄老人应经常检测体重，BMI最好保持在20.0~26.9千克/米^2，有条件的还可以测量身体成分，判断体脂率、瘦体重、骨质和水分含量的变化。对于体重过轻或近期体重下降的老年人还应进行医学营养评估。

4．适时合理补充营养，提高生活质量：对于高龄和衰弱老年人进食量不足目标量80%时，可在医生和临床营养师指导下，合理使用特医食品；膳食不能满足老年人的营养需求时，可选择营养强化食品，对已有营养素缺乏症状的老年人，应在专业人员的指导下选择适合的营养素补充剂。

处于以上特殊生理/年龄阶段的人群可以结合第一部分"东方健康膳食模式"的营养和膳食要点对自己的饮食进行调整。

新型烹饪工具与健康生活

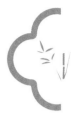

最近新型烹饪工具层出不穷，不仅节省了能耗，还给我们的生活带来了便捷，但是这些新的烹饪方式会影响我们的身体健康吗？本节将盘点几个大家在日常生活中常用的新型烹饪工具，及其对健康的影响和正确的使用方式。

◆ 空气炸锅

空气炸锅是当下热度很高的一种烹饪工具，只需在食物表面涂一层食用油，甚至不涂，再把食物放入空气炸锅，就能收获一份具有独特风味的美食，网上更是宣称"万物皆可炸"。

空气炸锅的烹饪方式和油炸非常像，只不过介质从油变成了空气。空气炸锅开始工作后，其内部的加热管会散发热量，在内部风扇的作用下，锅内便会形成热风的高速循环，使食物变熟，而且食材在热风的作用下脱水、表面变得金黄酥脆。相比传统油炸，空气炸锅做出来的食物油脂含量更少。因此，空气炸锅成了不少人心目中能做出好吃不胖食物的"神器"之一。

但需要注意的是，食品中如果含有葡萄糖、果糖等还原糖和蛋白质，使用空气炸锅会产生一定量的丙烯酰胺等有害物质，过量摄入有一定健康风险。

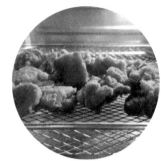

用空气炸锅制作的炸鸡

那空气炸锅到底能不能用？用空气炸锅烹饪食物的方式具有少油、便捷、美味的优点，但过量食用空气炸锅制作的食物仍存在一定健康风险。日常生活中我们可以适当以替代油炸的方式将空气炸锅应用于食物烹调中，轻松获得美味食物的同时减少油脂的摄入。

◆ 烤箱

烤鸡翅、烤鱼、烤牛排、烤红薯、烤蘑菇、烤土豆……任何食物似乎只需刷一点油加上简单的调味料，经过烤箱的烹调即可成为一道别有风味的美食。随着烤箱在家庭烹调中的盛行，人们对其烹调出的食品安全性的质疑也接踵而至。那烤箱烹调出的食物到底是否会引起致癌物产生？我们又应该如何尽可能地减少有害物质的产生呢？

使用烤箱时一定要注意烹调温度，在烹调食物时，尽量将温度调节至200℃以下。烤制时间也是需要关注的重点，过长时间的高温烹调可引起杂环胺、丙烯酰胺等有害物质的产生，因此使用烤箱时应合理选择烹调温度和时间，避免食物烤焦、烤煳，这样便可以在很大程度上减少致癌物的产生。同时，建议使用锡纸包裹食物后再放入烤箱，减缓食物表面水分的流失速度，减少有害物质的产生。

◆ 电饭煲

对于以谷物为主食的中国人而言，煮米饭几乎成了每一个家庭每天必须要完成的工作。在古代，人们只能利用一些原始的烹调工具（釜、甑、甗等）制作米饭，制作过程也费时费力。随着时代发展和科技进步，电饭煲的发明无疑给我们的生活带来了很大便利，如今只需要在电饭煲的内胆中加入适量水和米，就可以一键获得软糯香甜的米饭。电饭煲煮出的米饭不仅更好地保存了稻米中含有的B族维生素，还具有更加软糯的口感，适合老年人及消化功能较差的人群食用。当然，电饭锅除了可以煮米饭，还具有炖、蒸、煨、煲等功能，是现代家庭不可或缺的炊具。

但是，电饭煲的不正确使用可能会带来一定的健康风险。电饭煲的内胆大多由铝制材料和涂层组成，铝摄入过量会损伤大脑、骨骼等，因此内胆的制作需要在铝制材料上涂一层全氟化合物，以隔绝其与食物的直接接触。我们在使用电饭煲的过程中如果发现涂层脱落、损坏等，应及时更换内胆，不要用钢丝球等硬质工具对内胆进行清洗，以免造成内胆的破损。

所以，电饭煲给我们带来便利的同时，我们也要时刻关注它的"健康"，合理清洗、适时更换内胆，避免其损坏带来的健康风险。

◆ 微波炉

在日常生活中，微波炉的使用非常普遍，特别是对"带饭族"来说，微波炉更是必不可少，只需几分钟，就能吃到热乎乎的饭菜。

但使用微波炉也是有讲究的，以下几点一定要关注。

① 对于有外壳或者是有膜类（蛋黄）的食物，切忌使用微波炉，否则容易引起食物的炸裂。

② 微波炉适宜加热水分含量高的食物，包括粥、饭、牛奶等，只要加热的食物水分含量够高，最终温度不过高，就不会产生致癌物质，还能更好地保留食物中的营养物质，同时加热时间不宜过长、功率不宜过高，这种方式也是避免食物产生有害物质的一个有效途径。

③ 放入微波炉加热的容器一定不能是金属材质，否则可能会带来安全性问题。

◆ 上班族没时间买菜，直接买预制菜可以吗

　　随着生活和工作节奏的加快，以"快"为主的预制菜成为上班族餐桌上的"新宠"。也许还有人对预制菜不太了解，甚至没听说过，但只要点过外卖、吃过某些零食，那么你很可能已经吃过预制菜了。有调查数据显示，我国近几年预制菜市场规模逐渐增长，2021年中国预制菜市场规模超过3000亿元，2022年超过4000亿元，由此可见预制菜的市场需求之大、前景之广。

　　预制菜是指将食材经过洗、切、搭配，并配以调味料的半成品，一般采用真空、冷冻等方式进行保存，消费者购买后只需简单烹饪即可享用，具有方便、省时的特点，因此也深受年轻人的喜爱。预制菜一般分为四类：即食食品、即热食品、即烹食品、即配食品。比如我们平时吃的开袋即食的豆干，属于即食食品；需要用热水浸泡或者加热后才能吃的方便面，属于即热食品；经过简单烹调就能出锅的鱼香肉丝、梅菜扣肉等，属于即烹食品；按照分量分装的净菜、净肉、辅料等的小炒菜组合，属于即配食品。

预制菜有明显的优点，可以省去买菜、洗菜、切菜等环节，不需要花太多的时间准备食物和烹调，省时省力、十分便捷。

但同时，预制菜的缺点也较为明显。

① 相较于家庭烹饪，预制菜的口味较为单一、不够丰富，不能根据个人的饮食习惯进行调整，无法满足所有人的口味要求。

② 二次加热、冷冻保存在一定程度上会影响食物的口感和品质，所以预制菜在口感上不如新鲜出锅的菜肴。

③ 预制菜的营养单一，对食材种类限制要求较高，一般以荤食居多，这就导致菜肴脂肪、盐等含量较高，长期食用易引起肥胖、血脂异常、高血压等风险；即便预制菜有蔬菜，一般也是以胡萝卜、豌豆、竹笋、土豆等储存时间长又不易变色的蔬菜为主，各种维生素较少，长期食用可能会导致营养不良。

至于我们关心的食品安全方面，其实只要是正规厂家生产的预制菜，一般安全是有保障的，不必过于担心。

因此，上班族如果太忙、没时间买菜，适当情况下可以选择预制菜，但不建议长期食用。

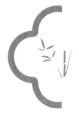

常见的饮食误区

◆ 吃鸡蛋不吃蛋黄

鸡蛋经常出现在我们的餐桌上，其富含优质蛋白质、脂类、维生素和矿物质，能够为人体提供丰富的营养。如今，随着生活质量的逐步提升，人们对健康饮食的要求也越来越高，有部分人认为"鸡蛋黄含有较高的胆固醇，吃多了不利于健康"，因此吃鸡蛋不吃蛋黄，只吃蛋白。这种吃法对健康究竟好不好，目前并无科学依据，所以是不提倡的。

《中国居民膳食指南（2022）》中明确指出，"推荐每天1个鸡蛋（相当于50克左右），吃鸡蛋不能丢弃蛋黄"。首先要知道，胆固醇分为外源性和内源性两种，前者指的是食物中的胆固醇，后者则是人体内自身合成的胆固醇，每个鸡蛋含有的胆固醇约200毫克，人体每天产生的胆固醇却达到1000毫克。而且人体内的胆固醇只有一小部分来自食物，三分之二以上是由肝脏合成而来。人体具有较强的调节能力，能够根据食物中摄入胆固醇的量相应调节肝脏合成的量，所以人体血液中胆固醇整体水平始终维持在一定范围内，即使不从膳食中摄入胆固醇，人体也会通过增加肝脏合成，生成更多的内源性胆固醇。因此，千万不要以为不吃蛋黄，胆固醇就不会升高。

其实，吃蛋黄不仅对身体无害，更是有利于健康的。鸡蛋中大量的营养素都集中在蛋黄，比如钙、钾、铁、镁、锌等矿物质，而蛋白中的含量极低。举例来说，蛋黄中钙的含量约为112毫克/100克，而蛋白中的含量仅有9毫克/100克。鸡蛋中的维生素也大部分存在于蛋黄中，包括B族维生素、维生素A、维生素D、维生素K等。鸡蛋中98%的脂类都在蛋黄内，其中的卵磷脂还具有降低血胆固醇的作用。所以，吃鸡蛋不吃蛋黄只吃蛋白，可以说是"捡了芝麻、丢了西瓜"！

◆ 只要是燕麦片都很健康

燕麦片是全谷物食品中的重要代表，靠着"营养+便捷"的优势，越来越受到人们的青睐，特别是上班族、减肥人士更是对其"厚爱三分"。

就燕麦片本身而言，不仅含有丰富的矿物质和维生素，还富含膳食纤维，其中的 β-葡聚糖更是具有增强饱腹感、促进排便、控血糖、改变肠道菌群等有益作用[13]。而且燕麦片与其他全谷物食品相比，蛋白质和脂肪含量更高。但如今，市场上的燕麦片可谓种类丰富、配料各异、口味颇多，其中不乏一些商家为了让燕麦片更可口、更受欢迎，加入了添加剂，比如白砂糖、

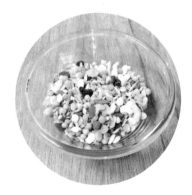

加了添加剂的燕麦片

葡萄糖浆、麦芽糊精等，而这对于想要减肥或者血糖偏高的人来说，只会"徒增负担"，不利于身体健康。

因此，要想让燕麦片发挥健康功效，离不开正确的选购及食用方式，这里有三点要重点强调。

① 尽量选购生燕麦片，煮熟食用。虽然可直接冲泡的即食燕麦食用起来更方便，但由于精细加工，大量的膳食纤维和β-葡聚糖会被破坏，同时燕麦片所特有的黏感也会降低，口感变差。

② 尽量浸泡煮熟后再食用。这是因为燕麦中含有一定的植酸，它会抑制钙、铁、磷等矿物质及其他营养素的吸收，而通过浸泡煮熟可降低植酸含量。

③ 尽量选购无添加糖、甜味剂的燕麦片。添加糖是人类健康的"大敌"，但如果实在接受不了纯燕麦片的无味，也可以尝试与牛奶或坚果一起食用。

这里还有一点需要提醒，燕麦片虽然富含营养，但并非适合所有人。因为燕麦片含有大量的膳食纤维，对于消化功能较差的人来说会加重其消化负担，所以建议谨慎选择、少量食用。

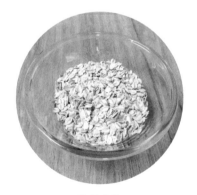

生燕麦片

◆ "无糖食品"=不含糖

仔细留意就会发现，市面上不少食品的标签上都印着醒目的"无蔗糖"三个字，这类食品也越来越受到大众追捧。因为在不少消费者看来，"无蔗糖"就意味着"无糖"，对身体更加健康。

广义的"糖"，其实就是我们常说的碳水化合物。碳水化合物是个大家族，包含糖（单糖、双糖、糖醇）、寡糖和多糖，蔗糖是双糖的一种，比如我们生活中常见的白砂糖、红糖、冰糖等都属于蔗糖。因此，"无蔗糖"食品指的是不额外添加蔗糖，而非不添加任何糖，这类食品往往会添加结晶果糖、海藻糖、麦芽糖浆等其他类别的糖，以提升食品的口味。

进一步而言，即使不少食物或饮料上标有"无糖"字样，也不代表其不含有任何糖分。根据食品安全国家标准《预包装食品营养标签通则》，"无糖或不含糖"指固体或液体食品中每100克或100毫升的含糖量不高于0.5克，其中糖含量≤0.5克/100毫升，可称"无糖"；而糖含量≤5克/100毫升，可称"低糖"。所以，市面上的"无糖食品"，有可能不是完全没有糖分，只是含糖量非常低。食用这类食品时虽不用担心添加糖的问题，但如果你发现吃的时候有明显的甜味，那么该食品很可能添加了甜味剂，过量摄入甜味剂可通过改变机体对糖的反应，影响血糖调节能力、增加罹患糖尿病的风险，因此对于此类"无糖食品"也应该限制摄入。

所以，宣传"无糖食品"更加健康，可能不过是商家使用的混淆概念式的消费陷阱罢了，对此，我们一定要擦亮眼睛！

◆ 为了减肥，每餐都吃蔬菜沙拉

一提起"减肥"二字，不少人就会联想到蔬菜沙拉，认为这是"管住嘴"的一剂良方，从而立马开启"吃草模式"，天天吃、顿顿吃，但这并不科学，也难以持久。

蔬菜在"平衡膳食宝塔"中占据一席之地，能够为人体补充维生素、矿物质、植物化学物，而且其富含的膳食纤维，能够在肠胃中吸水膨胀，从而增强饱腹感、减少进食量。因此，一定程度上，吃蔬菜沙拉的确有助于减脂，每餐都吃却万万不可。

蔬菜中的蛋白质和脂肪含量极低，一般不超过2%，所以长期仅仅摄入蔬菜，会让身体因为无法摄入足量的蛋白质而导致免疫力下降，增加相关疾病的发生概率。同时，根据营养成分检测数据显示[14]，蔬菜沙拉的"灵魂伴侣"——沙拉酱，更是隐形的"高能量选手"，不少沙拉酱所含能量高达724千卡/100克，接近能量密度最高的植物油（899千卡/100克）。举例来说，一勺沙拉酱（10克）的能量与大半个馒头相当，如果在食用蔬菜沙拉时搭配过多的沙拉酱，可能会让体重不减反增。另外，如果天天只吃蔬菜沙拉，相信很多人过不了多久就会产生"嘴上吃着草、心中却想着炸鸡"的纠结了，最终结果很可能是放纵饮食。

肥胖的主要形成原因是能量摄入大于能量消耗，这时过剩的碳水化合物就会部分转化为脂肪堆积在体内。所以，减肥的根本方法，无非就是"管住嘴，迈开腿"，减少能量摄入、增加能量消耗。所以，当我们在营养均衡的饮食结构以及适量的运动前提下，以配餐或加餐的形式食用蔬菜沙拉，同时尽量选择能量较低的沙拉酱或不加沙拉酱，才会达到理想的效果。

◆ **果汁多喝点没关系**

新鲜水果是人体矿物质、维生素、膳食纤维和植物化学物的主要来源之一，是我们每日不可或缺的重要食物。更有研究显示，坚持食用水果能够降低心血管疾病、消化道癌症（如食管癌、胃癌、结肠癌）等发病风险。那么果汁作为以水果为主要原料的加工制品，是否可以开怀畅饮呢？

从营养学角度来看，在果汁的"大家族"中，纯果汁相较其他类型的果汁营养价值更高。家中自制的鲜榨果汁，随着在压榨过程中水果结构的破坏，虽然保留了部分可溶性营养物质如钾、多酚类物质和少量维生素C等，但也损失了大量的抗氧化成分、膳食纤维等，使水果的营养大打折扣。而最令人头疼的是，减肥路上的"绊脚石"——可溶性糖几乎全部保留了下来。因此，纯果汁并非想喝多少就喝多少，建议尽量直接吃新鲜水果。

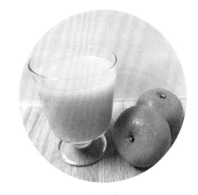

纯果汁

再说说市面上常见的几种果汁。

① **果汁饮料：**果汁含量在10%～99%。

② **水果饮料：**果汁含量较果汁饮料更低。前两类果汁均为添加一定量纯果汁，并配以水和其他食品原辅料、食品添加剂加工而成，可谓是纯果汁的"近亲"。

③ **果味饮料：**主要以纯果汁、糖和（或）甜味剂、酸味剂、食用香精、茶等调制而成，这一类果味饮料和纯果汁只能算"远亲"，甚至一些不添加纯果汁的果味饮料与果汁已经毫无关系了，要谨慎选择。

以上这些果汁的名称虽然只有一字之差，但是制作工艺和营养成分千差万别，我们在选购时不要被其名字所误导，应根据配料表中的成分顺序，判断该饮料的主次原料，分析其本质。这几类果汁除了有纯果汁的缺点，还存在添加糖等过量摄入的风险，建议不喝或少喝。

最健康的方式还是直接食用新鲜水果，即使要喝果汁，也尽量选择纯果汁并且适量饮用，避免过量摄入。

◆ 有了营养素补充剂就可以不用好好吃饭了

随着生活和工作节奏加快，不少人存在饮食不规律、膳食不平衡等问题，于是有些人便选择食用便捷的营养素补充剂，以为如此就能代替正常的三餐饮食，但这样做大错特错。

说到底，营养素补充剂只是膳食不均衡、营养素缺乏等特殊情况下的一种补救措施，中国营养学会发布的《中国居民营养素补充剂使用科学共识科学普及版》中指出[15]，对于营养素缺乏的个体，营养素补充剂是简便有效的方法，但同时还提到，是否需要进行营养补充，需经过膳食、营养状况指标和体征等方面来评估，评估后明确无法通过膳食满足营养需要的个体，应咨询营养专业人员后，合理进行膳食调整或营养素补充，以预防营养缺乏。此外，营养素补充剂中含有的特有营养素剂量通常远高于食物中的含量，因此在服用时应参考中国居民膳食营养素参考摄入量，过量补充不一定增加健康益处，反而可能会带来负面效应，甚至增加疾病风险。

所以，营养素补充剂不是随随便便，谁都可以食用的，只有经过有效评估、专业指导后才能补充。处于特殊生理时期（如孕妇、乳母、婴幼儿、老年人等）、特殊环境或特殊职业（如高原、高温、低温、低日照、高强度运动和体力活动等）、疾病状态（特别是高危状态）的人群应在专业人士的指导下有针对性地摄入营养素补充剂。

总之，营养补充剂只能是补充营养的一种辅助手段，而一日三餐、平衡膳食才是健康的关键，如果把营养补充剂当作万能的，那就是本末倒置了。

◆ 食品添加剂对健康有害

最近网络上出现了诸如"海克斯科技""三花淡奶""科技与狠活"等食品

添加剂的一些调侃词汇，不少人在娱乐之余，也不免绷紧了食品安全的神经，认为所有食品添加剂都是不好的，患上了"食品添加剂焦虑症"。

食品添加剂与我们的生活息息相关，科学、理性地看待它尤为重要。一直以来，我国对食品添加剂的使用采取了严格的审批管理制度，目前我国的食品添加剂有2000多种，每年获准使用的新添加剂仅十余种，因此只要在国家安全标准规定范围和用量下添加的食品添加剂都是安全的。

就食品添加剂本身来说，其被誉为现代食品工业的"灵魂"，在食品中不可或缺，也正是由于食品添加剂的存在，我们才能更好地保留食品中的营养物质，同时减少食品污染、延长食品保质期，让食品得以在更广的范围内进行生产、储运和流通，为生活提供便利。比如，食品中添加的抗氧化剂，能有效减缓或者防止油脂及富含油脂食品的氧化酸败，还能减少醛、酮、醇类物质的产生，以免这些物质对鼻腔膜产生刺激，引起头晕、头痛等不适症状；还有经常被诟病的防腐剂，假如没有它，一些不易储存的食品可能还没到餐桌上就已经在运输途中腐烂变质了。

其实，食品添加剂之所以成为老生常谈的问题，许多人对其安全性产生怀疑，大部分原因是"非法添加物"闯下的祸，食品添加剂却背了锅。比如有名的"三聚氰胺奶粉""塑化剂风波""苏丹红鸭蛋"等事件，三聚氰胺、塑化剂、苏丹红这些有毒化学物均不属于食品添加剂，而是非法添加物，二者有着本质上的区别。

这里再多说一点，现在市面上还出现了不少食品标注"零添加剂"或"纯天然"，对外宣称更加安全和健康，这不过是一种商业宣传手段罢了，因为食品添加剂的合法使用并不会对人体健康产生危害。而"零添加剂""纯天然"也不代表绝对安全。

所以，我们没有必要对食品添加剂感到不安和焦虑，尽量通过正规途径选购一些大厂商生产的食品，以免让一些不法商贩有机可乘，让食品添加剂成了"背锅侠"。

参考文献

［1］中国营养学会. 中国居民膳食指南（2022）［M］. 北京：人民卫生出版社，2022.

［2］Dehghan M, Mente A, Rangarajan S, et al. Association of egg intake with blood lipids, cardiovascular disease, and mortality in 177,000 people in 50 countries［J］. Am J Clin Nutr, 2020, 111 (4): 795-803.

［3］陈嘉序，陈如扬，连媛，等. 大豆异黄酮的生物转化及功能活性研究进展［J］. 食品研究与开发，2021，42（09）：176-182.

［4］UNESCO Intangible Cultural Heritage. Mediterranean diet [OL]. 2012. https://ich.unesco. org/en/RL/mediterranean-diet-00884.

［5］U. S. News. Best Diets Overall [OL]. 2023. https://health.usnews.com/best-diet/best-diets-overall.

［6］Guasch-Ferré M, Willett W C. The Mediterranean diet and health: a comprehensive overview［J］. J Intern Med, 2021, 290 (3): 549-566.

［7］Appel L J, Moore T J, Obarzanek E, et al. A clinical trial of the effects of dietary patterns on blood pressure. DASH Collaborative Research Group［J］. N Engl J Med, 1997, 336 (16): 1117-1124.

［8］莫斯利. 轻断食：要瘦身先戒糖［M］. 傅临春，译. 北京：中国友谊出版公司，2021.

［9］Koeder C, Perez-Cueto F J A. Vegan nutrition: a preliminary guide for health professionals ［J］. Crit Rev Food Sci Nutr, 2022, 12: 1-38.

［10］Batch J T, Lamsal S P, Adkins M, et al. Advantages and Disadvantages of the Ketogenic Diet: A Review Article［J］. Cureus, 2020, 12 (8): e9639.

［11］国家卫生健康委疾病预防控制局. 中国居民营养与慢性病状况报告（2020年）［M］. 北京：人民卫生出版社，2021.

［12］Leenders M, Sluijs I, Ros MM, et al. Fruit and vegetable consumption and mortality, European prospective investigation into cancer and nutrition［J］. Am J Epidemiol, 2013, 178 (4): 590-602.

［13］王超，赵有斌，赵建城，等. 燕麦 β-葡聚糖的研究进展［J］. 粮油加工（电子版），2014（02）：62-65+68.

［14］杨月欣. 中国食物成分表标准版2018［M］. 6版. 北京：北京医科大学出版社，2019.

［15］中国营养学会"居民营养素补充剂使用科学共识"研究工作组. 中国居民营养素补充剂使用科学共识科普及版［J］. 中国健康教育，2018，34（08）：767.